Todo sobre el vinagre de sidra de manzana

Por Lisa Strickland

El vinagre de sidra de manzana es lo mejor que hay ahora mismo. Es para una variedad de usos. Hay mucho que saber sobre el vinagre de sidra de manzana. En este libro, se sentirá intrigado y obligado a seguir leyendo. Espere a ver de qué se trata todo el alboroto.

¿Son legítimas las gomitas de vinagre de manzana para perder peso?

Puede que pienses que lo has visto todo en lo que respecta al vinagre de sidra de manzana. Y es justo, teniendo en cuenta que aparece en Instagram en todo, desde simples aderezos para ensaladas hasta elixires "quemagrasas" de influencers. Pero estos días, la sustancia está tomando otra forma: *gomitas de vinagre de manzana*.

Piense en ello como su multigummy diario reimaginado para ofrecer los supuestos beneficios del vinagre de sidra de manzana. Suelen tener alrededor de 500 miligramos (equivalente a unas cuantas cucharaditas) de VINAGRE DE SIDRA DE MANZANA por ración, pero otros ingredientes varían de una marca a otra. BeLive, por ejemplo, presume de una receta sin azúcar, y Goli afirma que su fórmula incluye vitaminas B9 y B12.

El atractivo es claro: las gomitas son, en teoría, una forma más agradable de incorporar el vinagre de sidra de manzana a la dieta que, por ejemplo, beberlo crudo o tragarlo en forma de píldora. De hecho, el gran sabor de las gomitas Goli aparece en un montón de comentarios de Amazon, junto con otras palabras de elogio. Los usuarios afirman que tienen muchos beneficios, desde la reducción de la hinchazón hasta el control del apetito. Pero, ¿son realmente todo lo que se dice de ellas?

¿Qué hacen supuestamente las gomitas de vinagre de manzana?

Antes de entrar en materia, hay que tener en cuenta que existe una importante distinción entre el vinagre de sidra de manzana en su forma cruda y sin filtrar y la forma pegajosa. "No sabemos necesariamente que las gomitas hagan algo, porque no hay ninguna investigación sobre ellas", dice Meshulam. En resumen: Cualquier beneficio para la salud asociado con el vinagre de sidra de manzana aún no se ha vinculado al tipo de goma real.

Esto es lo que sabemos sobre las principales afirmaciones relacionadas con el vinagre de sidra de manzana en forma de suplemento líquido u oral.

Ayudar a perder peso

El vinagre de sidra de manzana por sí solo no va a ser una píldora mágica para la pérdida de peso, pero *podría* darle una ventaja si ya está trabajando hacia un objetivo de pérdida de peso a través de cambios en la nutrición y el ejercicio. Hay algunas investigaciones interesantes sobre este tema, pero vienen con algunas advertencias. Más adelante hablaremos de ello.

Fortalezca su salud intestinal

Es posible que vea afirmaciones de que el vinagre de sidra de manzana tiene propiedades prebióticas o probióticas. Un repaso rápido: Los probióticos son las bacterias "buenas" del intestino que favorecen la salud digestiva y el sistema inmunitario. Por su parte, los prebióticos "alimentan" a esas bacterias.

El proceso de fermentación del VINAGRE DE SIDRA DE MANZANA crea bacterias, sin embargo, para que algo sea considerado un probiótico, debe tener suficientes bacterias saludables para promover un beneficio para la salud. *Y aunque las manzanas son ricas en pectina, un prebiótico, una cucharada de vinagre de sidra de manzana (dos gomitas, dependiendo de la marca) no tiene suficiente fibra para contar como su dosis de prebióticos para el día. En pocas* palabras, no confíe en el VINAGRE DE SIDRA DE MANZANA solo para apoyar las bacterias saludables en su intestino.

Sin embargo, puede ayudar a la digestión: El ácido acético del vinagre de sidra de manzana puede ayudar a las personas con niveles bajos de ácido estomacal a descomponer los alimentos. Además, el VINAGRE DE SIDRA DE MANZANA puede promover la motilidad, es decir, mantiene las cosas en movimiento en su sistema gastrointestinal.

Ayuda al sistema inmunitario

Los probióticos (y los prebióticos que los apoyan) *son* buenos para el sistema inmunitario. Las bacterias buenas pueden básicamente "expulsar" a las bacterias dañinas, y algunos probióticos aumentan la producción de anticuerpos. Pero, de nuevo, no confíe en el VINAGRE DE SIDRA DE MANZANA solo para apoyar estas bacterias beneficiosas.

Ayuda a la salud del corazón

El ácido acético ayudó a reducir el colesterol "malo" de las ratas y a aumentar el "bueno" en un estudio antiguo. Sin embargo, el estudio no incluyó a personas, por lo que hay que tomar los resultados con cautela.

Aumenta tu energía

El vinagre de sidra de manzana no tiene un nutriente especial que te haga sentir con más energía. Sin embargo, el VINAGRE DE SIDRA DE MANZANA podría proporcionar una energía más *consistente a* lo largo del día al prevenir los picos de azúcar en la sangre (y los choques que vienen junto con ellos, que te hacen sentir agotado), explica.

Nota al margen: Algunas marcas (como Goli, Garden of Life y Vitafusion) dicen que sus gomitas de VINAGRE DE SIDRA DE MANZANA incluyen hasta el 250 por ciento de su rec diario de vitamina B12. Dado que una deficiencia de B12 puede causar cansancio, podrían ayudar a tu nivel de energía si eres deficiente. Pero probablemente no sea el caso si eres alguien que come productos de origen animal.

Mejora tu piel
El VINAGRE DE SIDRA DE MANZANA tiene propiedades antiinflamatorias, y su piel puede aprovechar los beneficios, dado que los problemas de la piel como el acné y el enrojecimiento son signos de inflamación. Sin embargo, no es lo primero que debes hacer si quieres mejorar la salud de tu piel.

Aliviar la acidez de estómago
El VINAGRE DE SIDRA DE MANZANA podría ayudar con la acidez estomacal (ya que el ácido moderado podría, en teoría, bajar el pH del estómago). Pero el estudio en el que se basa esta afirmación no ha sido revisado ni publicado. Según la Facultad de Medicina de Harvard, no hay datos en las revistas médicas que indiquen que el vinagre de sidra de manzana pueda aliviar la acidez estomacal de forma segura o eficaz, y la mayoría de las pruebas son anecdóticas, por lo que la eficacia dependerá de la persona.

Reducir la hinchazón
No siempre está claro cuál es la causa de la hinchazón, pero uno de los posibles culpables es el sobrecrecimiento bacteriano del intestino delgado (que puede dar lugar a que las bacterias "malas" creen gases), según la Escuela de Medicina de Harvard. El VINAGRE DE SIDRA DE MANZANA "crea un entorno en el que las bacterias buenas son más fructíferas", y las bacterias buenas matan a las malas.

Desintoxicar el cuerpo
Esta es una de esas afirmaciones que *no está* respaldada por la ciencia de ninguna manera. "La verdad es que, si tienes un hígado sano y que funciona, y unos riñones sanos y que funcionan, tu cuerpo se desintoxica naturalmente todo el día, todos los días por sí mismo. No necesitas un suplemento que lo haga por ti.

También es posible que veas afirmaciones de que el VINAGRE DE SIDRA DE MANZANA puede limpiar tus arterias, pero seamos claros: esto no es legítimo. La idea, según la Escuela de Medicina de Harvard, es que una sustancia relacionada con el ácido acético puede extraer los metales del torrente sanguíneo, por lo que ingerir VINAGRE DE SIDRA DE MANZANA podría ayudar a disolver la placa en las arterias. Pero como explica la Escuela de Medicina de Harvard, no te creas estas afirmaciones no probadas.

¿Las gomitas de vinagre de manzana ayudan a perder peso?
Hay algunas investigaciones que relacionan el consumo de vinagre de sidra de manzana y la pérdida de peso, pero los estudios relevantes tienden a ser pequeños. Uno, por ejemplo, publicado por el *Journal of Functional Foods* en 2018, tuvo lugar durante 12 semanas (unos 3 meses) e incluyó a 39 participantes. Todos los sujetos siguieron una dieta restringida en calorías, pero algunos de ellos también consumieron vinagre de sidra de manzana, y perdieron más peso.

Hay un par de maneras a través de las cuales el VINAGRE DE SIDRA DE MANZANA podría ayudarle a perder kilos. Por un lado, el ácido acético puede ayudar a mantener la comida en el estómago durante más tiempo, y por lo tanto mantener la sensación de saciedad. También entra en juego la regulación del azúcar en sangre. Cuando nuestro nivel de azúcar en sangre aumenta, se libera insulina para reducirlo. Y la insulina es también una hormona que indica a tu cuerpo que hay mucha comida disponible. Así que, en teoría, si el azúcar en sangre no se dispara todo el tiempo, esta hormona de almacenamiento de grasa tampoco se libera tanto.

En definitiva, hay buenas y malas noticias cuando se trata de la pérdida de peso y las *gomitas de* VINAGRE DE SIDRA DE MANZANA. En el lado positivo, deben contener suficiente vinagre de sidra de manzana para ser beneficioso según los resultados de la investigación pertinente. Por ejemplo, en algunos estudios las personas consumían dos cucharadas de VINAGRE DE SIDRA DE MANZANA al día, lo que equivale a unas cuatro gomitas Goli, y usted puede tomar hasta seis. Sin embargo, la supresión del apetito puede estar relacionada con el sabor del vinagre, y eso no se consigue con una gominola dulce.

Una vez más, no hay ninguna píldora mágica (o en este caso, gominola). La incorporación de VINAGRE DE SIDRA DE MANZANA en una dieta poco saludable no conducirá a la pérdida de peso - lo que está comiendo importa.

¿Existen efectos secundarios al tomar las gomitas de VINAGRE DE SIDRA DE MANZANA?

Hay que tener en cuenta que las gominolas llevan ingredientes añadidos. "Las gomitas suelen venir con una buena cantidad de azúcar, y un montón de otros estabilizadores y cosas para que tengan esa forma de gominola". Estas cosas no siempre son dañinas o incluso malas, pero su pensamiento es que es mejor mantener la nutrición lo más simple posible. Además, los suplementos no están regulados por la FDA, así que no sabemos realmente todo lo que pueden contener.

En cuanto al VINAGRE DE SIDRA DE MANZANA en general, puede interactuar con algunos suplementos y medicamentos, como los diuréticos y la insulina, según la Clínica Mayo. Las personas con diabetes deben evitar tomar productos de VINAGRE DE SIDRA DE MANZANA como este, ya que pueden reducir su nivel de azúcar en la sangre, y las mujeres embarazadas y en período de lactancia también deben omitirlos.

En resumen: Asegúrese de hablar con su médico antes de empezar a tomar cualquier nuevo suplemento.

Entonces, ¿debo comprar gomitas de vinagre de manzana?

Es mejor que ahorre su dinero. Es mejor comprar una botella del vinagre real si quiere incorporar el VINAGRE DE SIDRA DE MANZANA a su dieta. "Yo siempre, siempre, siempre optaría por la versión alimentaria real, porque sabes lo que contiene.

Pero no tome un trago de vinagre de sidra de manzana crudo, ya que puede dañar su esófago. En su lugar, intente poner unas cucharaditas en su aderezo para ensaladas, adobos o agua con gas si está interesado en incorporar el VINAGRE DE SIDRA DE MANZANA en una dieta nutritiva.

Pastillas de vinagre de manzana: ¿Existen beneficios para la salud?

El vinagre de sidra de manzana se elabora con zumo de manzana fermentado. Tiene una amplia gama de aplicaciones culinarias, desde aderezos para ensaladas hasta adobos, y también es un remedio popular para diversas afecciones. En 1958, un médico llamado D.C. Jarvis recomendó un tónico para la salud a base de vinagre de sidra de manzana y miel.

Recientemente, el vinagre de sidra de manzana se ha promocionado como un tónico para la pérdida de peso, como un remedio para el reflujo ácido, e incluso como un enjuague para el cabello. Aunque la ciencia moderna ha dado cierto apoyo a estas y otras afirmaciones sobre el vinagre de sidra de manzana, es necesario investigar mucho más para determinar si las píldoras de vinagre de sidra de manzana son una parte beneficiosa de un régimen diario.

Información nutricional
Una cucharada de vinagre de sidra de manzana sin filtrar contiene:

- Calorías: 7
- Proteínas: 0 gramos
- Grasa: 0 gramos
- Carbohidratos: 2 gramos
- Fibra: 0 gramos
- Azúcar: 0 gramos

El vinagre de sidra de manzana no es una fuente significativa de otros nutrientes.

Posibles beneficios para la salud de las pastillas de vinagre de sidra de manzana
La investigación ha encontrado algunos beneficios potenciales para la salud de tomar píldoras de vinagre de sidra de manzana:

Efectos antimicrobianos

El vinagre de sidra de manzana se utiliza en una variedad de remedios populares como agente antibacteriano y antifúngico, y la investigación científica apoya estas afirmaciones. Un estudio encontró una fuerte actividad antibacteriana en concentraciones de sidra de manzana del 25 por ciento.

Otro encontró importantes implicaciones terapéuticas para el tratamiento de E. coli, infecciones por estafilococos e infecciones por hongos.

Incluso se ha demostrado que el vinagre de sidra de manzana trata las infecciones vaginales por hongos que no respondían a otras formas de tratamiento médico.

Control de la diabetes

Las píldoras de vinagre de sidra de manzana pueden ayudar a mejorar el control glucémico (efecto sobre el azúcar en la sangre) en pacientes con diabetes, ya que se ha demostrado que tienen un efecto antiglicémico.

Especialmente cuando se toma durante las comidas, el vinagre de sidra de manzana también puede reducir las concentraciones de glucosa en sangre en ayunas en adultos sanos con riesgo de padecer diabetes de tipo II.

En el caso de las personas con diabetes, el vinagre de sidra de manzana también puede ayudar a mejorar los valores de hemoglobina A1C (azúcar en sangre unido a los glóbulos rojos) cuando se toma con regularidad.

Metabolismo y pérdida de peso

Hay algunas pruebas que demuestran que tomar pastillas de vinagre de sidra de manzana puede mejorar el metabolismo de la glucosa, los perfiles lipídicos y el peso corporal en general.

Se necesita mucha más investigación para demostrar un efecto concluyente del vinagre de sidra de manzana sobre el metabolismo y la pérdida de peso, pero varios estudios han indicado que tiene un efecto beneficioso.

Posibles riesgos de las pastillas de vinagre de sidra de manzana
Debe consultar con su médico antes de tomar pastillas de vinagre de manzana o cualquier otro suplemento. Considere lo siguiente antes de añadir píldoras de vinagre de manzana a su régimen:

Náuseas

La ingestión de vinagre, incluido el de sidra de manzana, puede estimular las náuseas en personas con estómagos sensibles. Si experimenta náuseas como resultado de la toma de vinagres de sidra de manzana, hable con su médico para encontrar una alternativa.

Preocupación por el embarazo

Los efectos de las píldoras de vinagre de sidra de manzana en una persona embarazada o en período de lactancia no son concluyentes. Si está embarazada o amamantando a un bebé, es mejor buscar una alternativa.

Interferencia de la medicación

Evite las píldoras de vinagre de sidra de manzana si ya está tomando un diurético, ya que sus acciones pueden verse agravadas. Dado que el vinagre de sidra de manzana tiene propiedades diuréticas naturales, puede interferir con la acción del litio y otros medicamentos similares.

Las píldoras de vinagre de sidra de manzana también deben evitarse si estás tomando otros medicamentos que reducen el potasio en el cuerpo, como la Digoxina y la Insulina.

11 Efectos secundarios del vinagre de sidra de manzana cuando se usa en exceso

Los dietistas y las personas preocupadas por la salud recomiendan el VINAGRE DE SIDRA DE MANZANA como un remedio natural completo para varias enfermedades, desde la pérdida de peso hasta las úlceras. El vinagre de sidra de manzana se traduce en algunos idiomas como "vino agrio de manzana". Este zumo ácido está repleto de vitaminas y minerales esenciales, como pectina, ácido fólico, biotina, ácido pantoténico, vitaminas B1, B2, B6 y C, niacina, sodio, fósforo, hierro, calcio, potasio, magnesio y ácido acético.

Efectos secundarios del vinagre de sidra de manzana

En la mayoría de los estudios, los efectos secundarios del VINAGRE DE SIDRA DE MANZANA han sido causados por el exceso de dosis. Es importante que se tome siempre la cantidad prescrita. Es muy importante que se consulte a un profesional sanitario antes de tomar vinagre de sidra de manzana.

¿Qué cantidad de vinagre de sidra de manzana se puede consumir?

La dosis recomendada de VINAGRE DE SIDRA DE MANZANA varía en función de las necesidades individuales. Si quiere aprovechar los beneficios reales del VINAGRE DE SIDRA DE MANZANA para la salud, mezcle dos cucharadas de VINAGRE DE SIDRA DE MANZANA con un vaso de agua y consúmalo una vez al día. Los expertos recomiendan consumir el VINAGRE DE SIDRA DE MANZANA con una pajita para evitar que entre en contacto con los dientes.

Veamos los efectos secundarios causados por el consumo excesivo de vinagre de sidra de manzana.

1. Niveles bajos de azúcar en sangre

El uso excesivo de VINAGRE DE SIDRA DE MANZANA puede reducir los niveles de azúcar en sangre, ya que contrarresta la acumulación de exceso de azúcar en la sangre. Puede provocar una hipoglucemia diabética, cortando el suministro de glucosa al cerebro y provocando la pérdida de conciencia e incluso el coma, en algunos casos. Sin embargo, las personas que padecen diabetes de tipo II y resistencia a la insulina podrían encontrar esta actividad del vinagre de sidra de manzana como una bendición.

2. Acné

Uno de los muchos propósitos de tomar VINAGRE DE SIDRA DE MANZANA es eliminar las toxinas del sistema. Sin embargo, puede conducir a la producción de acné ya que el cuerpo tiende a expulsar las toxinas a través de nuestra piel.

3. Dolores de cabeza y náuseas

El uso excesivo de VINAGRE DE SIDRA DE MANZANA puede provocar dolor de cabeza acompañado de una sensación de náuseas. Esto ocurre debido a su propiedad de desintoxicación que hace que el cerebro libere toxinas dañinas. Asegúrese de diluir este producto antes de consumirlo.

4. Reacciones a ciertos medicamentos

Al ser de naturaleza ácida, el VINAGRE DE SIDRA DE MANZANA puede reaccionar fácilmente de forma negativa con ciertos medicamentos como los diuréticos, los laxantes y la insulina. Tiene un efecto directo sobre los niveles de insulina y de azúcar en sangre. Cualquier persona que sufra algún trastorno de salud debe consultar con su médico antes de consumir VINAGRE DE SIDRA DE MANZANA, ya que puede resultar muy peligroso cuando se toma con medicamentos para la presión arterial y la diabetes.

5. Problemas estomacales

Si está utilizando el VINAGRE DE SIDRA DE MANZANA para la desintoxicación, podría causar diarrea grave, indigestión y ardor de estómago debido a la naturaleza ácida del VINAGRE DE SIDRA DE MANZANA. Se aconseja reducir la dosis si estos efectos secundarios no desaparecen de forma natural.

6. Daños en el esmalte dental

Consumir VINAGRE DE SIDRA DE MANZANA sin diluir por vía oral puede destruir el esmalte de los dientes, debido al alto nivel de acidez que contiene, dándole un tinte amarillento. Además, aumenta la sensibilidad dental. Consuma VINAGRE DE SIDRA DE MANZANA líquido diluido utilizando una pajita y cepille sus dientes inmediatamente después de la ingesta.

7. Disminución de la densidad ósea

El uso excesivo de vinagre de sidra de manzana podría reducir la densidad mineral ósea, haciendo que sus huesos sean débiles y frágiles. Las personas que sufren de osteoporosis deben consultar a un médico antes de consumir VINAGRE DE SIDRA DE MANZANA.

8. Dolor de garganta

El uso excesivo del vinagre de sidra de manzana por vía oral puede acabar provocando una irritación de la garganta, causada principalmente por la presencia de ácido acético en el vinagre de sidra de manzana. Diluya siempre el vinagre de sidra de manzana en agua, si piensa utilizarlo durante un período prolongado. Esto ayuda a prevenir el daño a nuestra pared esofágica.

9. Daños en los tejidos

El uso excesivo de VINAGRE DE SIDRA DE MANZANA puede causar daños en el esófago, el esmalte de los dientes y el revestimiento del estómago debido al alto nivel de contenido de ácido cítrico que contiene. Además, la aplicación directa de vinagre de sidra de manzana sin diluir en la piel puede causar irritación, erupciones y sensación de ardor. Es muy importante diluirlo siempre antes de utilizarlo.

10. Disminución de los niveles de potasio

El alto contenido de ácido acético del VINAGRE DE SIDRA DE MANZANA provoca niveles bajos de potasio en la sangre. Esta condición se denomina hipocalemia y puede causar muchos síntomas y dolencias asociadas, como náuseas, calambres, debilidad, micción frecuente, baja presión arterial, cambios en el ritmo cardíaco y parálisis.

11. Disminución de los niveles de minerales

El uso de VINAGRE DE SIDRA DE MANZANA para desintoxicar, elimina tanto las sustancias buenas como las malas del cuerpo. Expulsa algunos nutrientes esenciales como los minerales que son muy importantes para la salud. Evite que esto ocurra tomando una dosis diaria de multivitaminas.

El consumo de VINAGRE DE SIDRA DE MANZANA en las dosis correctas puede prevenir y evitar todos los efectos secundarios mencionados.

Los resultados serán diferentes para cada persona, dependiendo de los factores de salud existentes, el estilo de vida y la condición física. La información contenida en este sitio es sólo para fines informativos y no es un sustituto de los consejos médicos proporcionados por su doctor o médico. La información que ofrecemos no debe utilizarse para el diagnóstico, el tratamiento o la prevención de ninguna enfermedad. Los testimonios y los resultados contenidos reflejan los ejemplos típicos experimentados por los consumidores y no pueden ser una implicación de resultados futuros para usted. Estas afirmaciones no han sido evaluadas por la Food and Drug Administration.

Consejos para tomar vinagre de sidra de manzana

El vinagre de sidra de manzana (VINAGRE DE SIDRA DE MANZANA) ha ganado mucha popularidad en los últimos años y está siendo recomendado por dietistas y personas preocupadas por la salud que lo consideran una cura natural completa para varias enfermedades. Beber VINAGRE DE SIDRA DE MANZANA ayuda a perder peso, mantiene el azúcar en la sangre bajo control, mejora la salud y ayuda a mejorar el acné y las cicatrices. A pesar de los numerosos beneficios, los expertos en salud nos advierten que debemos tener precaución. Nunca debe tomarse en exceso, debe diluirse para uso oral y tópico y nunca debe tomarse sin diluir.

¿Cuál es la dosis recomendada?
La dosis recomendada de VINAGRE DE SIDRA DE MANZANA varía en función de las necesidades del individuo. La recomendación real de la dosis de beneficios para la salud es mezclar dos cucharadas de VINAGRE DE SIDRA DE MANZANA en un vaso de agua y consumirlo una vez al día.

1. Beber VINAGRE DE SIDRA DE MANZANA sin diluir
El consumo de VINAGRE DE SIDRA DE MANZANA sin diluir puede producir una gran cantidad de problemas de salud. Consumir VINAGRE DE SIDRA DE MANZANA sin diluir por vía oral puede destruir el esmalte de los dientes, debido al alto nivel de acidez que contiene, dándole un tinte amarillento. Además, aumenta la sensibilidad dental. Consuma VINAGRE DE SIDRA DE MANZANA líquido diluido utilizando una pajita y cepille sus dientes inmediatamente después de la ingesta.

2. Beber demasiado
Beber demasiado VINAGRE DE SIDRA DE MANZANA puede provocar muchos problemas de salud que resultan peligrosos para el organismo. Estos problemas de salud son:

- Niveles bajos de azúcar en sangre

- Dolores de cabeza y náuseas
- Problemas gastrointestinales
- Disminución de la densidad ósea
- Dolor de garganta
- Daños en los tejidos
- Niveles bajos de potasio
- Disminución de los niveles de minerales

Así como son conocidos sus numerosos beneficios, también lo son los problemas de salud que pueden producirse si se consume demasiado VINAGRE DE SIDRA DE MANZANA. Es crucial que no se pase de dos cucharadas al día - diluidas en agua, bebida de elección o un batido.

3. Bébalo justo después de comer

Tomar VINAGRE DE SIDRA DE MANZANA directamente después de comer no es saludable, ya que puede retrasar su proceso de digestión. Es aconsejable esperar al menos de 20 a 25 minutos antes de tomarlo. El VINAGRE DE SIDRA DE MANZANA mejora la digestión al mantener los alimentos en el estómago durante más tiempo, lo que permite que el ácido estomacal haga su trabajo antes de enviar los restos al intestino delgado. Beber VINAGRE DE SIDRA DE MANZANA con el estómago vacío maximiza los beneficios para la salud y potencia la capacidad de procesar los alimentos.

4. Inhalar VINAGRE DE SIDRA DE MANZANA

Evite inhalar el VINAGRE DE SIDRA DE MANZANA ya que podría dañar sus pulmones. Más bien evite inhalarlo ya que podría causar sensación de ardor en sus pulmones.

5. Bébalo justo antes de acostarse

Consumir VINAGRE DE SIDRA DE MANZANA antes de dormir no es una buena idea. Los expertos en salud dicen que beber vinagre de sidra de manzana antes de dormir puede dañar el esófago. Y, además, la vejiga podría mantenerte despierto toda la noche.

6. Aplíquelo sin diluir en la piel

El VINAGRE DE SIDRA DE MANZANA es, en efecto, un tratamiento natural para las manchas y las infecciones de la piel, pero al igual que puede quemar la garganta, también puede provocar una ligera sensación de ardor en la piel. Las personas con piel sensible o con alguna afección cutánea deben tener especial cuidado antes de aplicar el VINAGRE DE SIDRA DE MANZANA por vía tópica. Siempre debe diluirse.

7. Tome VINAGRE DE SIDRA DE MANZANA si tiene Helicobacter Pylori

El VINAGRE DE SIDRA DE MANZANA puede, en su mayor parte, mejorar seriamente su salud digestiva. Pero se ha comprobado que hay algunas afecciones estomacales que esta sustancia ácida sólo empeorará. Por ejemplo, si usted tiene Helicobacterpylori (la bacteria vinculada a las úlceras pépticas) debe evitar el VINAGRE DE SIDRA DE MANZANA, ya que puede causar aún más irritación.

8. Tomar VINAGRE DE SIDRA DE MANZANA sin consultar a su médico

Si está considerando tomar VINAGRE DE SIDRA DE MANZANA y tiene una condición médica o está tomando algún tipo de medicación, se aconseja consultar con su médico y buscar consejo profesional antes de consumir este producto.

Efectos secundarios del vinagre de sidra de manzana

¿Hay algún efecto que los usuarios deban tener en cuenta?

El vinagre de sidra de manzana (VINAGRE DE SIDRA DE MANZANA) es extremadamente beneficioso y se utiliza como elemento principal en muchos remedios populares de todo el mundo. Sin embargo, eso no significa que no vaya a experimentar ningún efecto no natural al ingerirlo. Como todo el mundo es diferente, hemos descubierto que el VINAGRE DE SIDRA DE MANZANA no tiene un efecto agradable en el estómago de algunas personas. ¿Cuáles podrían ser entonces los efectos secundarios del VINAGRE DE SIDRA DE MANZANA? ¿Debe usted, el usuario, preocuparse?

El ácido acético del VINAGRE DE SIDRA DE MANZANA es la principal causa de los efectos secundarios, y es a lo que algunas personas son sensibles. El VINAGRE DE SIDRA DE MANZANA también contiene prebióticos, que también pueden tener algunos efectos menores. A continuación se ofrecen más detalles al respecto.

Posibles efectos secundarios del vinagre de sidra de manzana

Nos gustaría señalar que las experiencias desagradables suelen ocurrir sólo en grandes dosis o en una sobredosis. A no ser que su estómago sea especialmente sensible o que haya tenido algún problema médico, debería estar bien si se ciñe a las dosis recomendadas.

Quemadura de garganta

El VINAGRE DE SIDRA DE MANZANA debe diluirse siempre y nunca tomarse en su forma natural pura, especialmente si se es sensible a los alimentos ácidos. El ácido acético es ácido, y algunas personas, y niños han experimentado una leve pero notable sensación de ardor en la garganta.

Erosión dental/Dientes sensibles

Los alimentos ácidos y cítricos pueden tener un efecto sobre tu salud bucodental, que podría desprender el esmalte de los dientes causando dientes sensibles. Después de consumir alimentos ácidos, bebe un poco de agua o enjuágate la boca con agua para diluir el ácido. También puedes masticar chicle sin azúcar; la masticación estimula el flujo de saliva, que a su vez reduce el ácido.

Quemaduras en la piel

Algunas personas utilizan el VINAGRE DE SIDRA DE MANZANA por vía tópica para tratar o eliminar manchas de la piel, como el acné.

Los efectos secundarios del VINAGRE DE SIDRA DE MANZANA también incluyen quemaduras en la piel si se aplica de forma tópica. El VINAGRE DE SIDRA DE MANZANA es, en efecto, un tratamiento natural para las manchas de la piel, pero al igual que puede quemar la garganta, también puede causar una ligera sensación de ardor en la piel. Las personas con piel sensible o con alguna afección cutánea deben tener especial cuidado antes de aplicar el VINAGRE DE SIDRA DE MANZANA por vía tópica.

Náuseas

El vinagre del VINAGRE DE SIDRA DE MANZANA puede provocar náuseas. En algunos casos, algunas personas que consumieron el vinagre informaron de una sensación de náuseas acompañada de una pérdida de apetito. Se cree que las náuseas y la subsiguiente pérdida de apetito se debieron al sabor agrio, punzante y desagradable del vinagre. Las personas sensibles al sabor del vinagre pueden experimentar pequeños grados de náuseas y pérdida de hambre.

Problemas digestivos en personas con diabetes tipo 1

El VINAGRE DE SIDRA DE MANZANA es célebre por reducir los problemas de digestión y aliviar el síndrome del intestino irritable. Sin embargo, en casos muy raros, puede inducir lo contrario en personas con diabetes de tipo I. El VINAGRE DE SIDRA DE MANZANA mejora la digestión al mantener los alimentos en el estómago durante más tiempo, lo que permite que el ácido estomacal haga su trabajo antes de enviar los restos al intestino delgado.

Sin embargo, en el caso de los diabéticos, esto puede empeorar los síntomas preexistentes de la gastroparesia. Se trata de una enfermedad que dificulta el funcionamiento de los nervios del estómago y el revestimiento intestinal. Lo que hace que los alimentos permanezcan en el estómago más tiempo del que deberían, y provoca síntomas de hinchazón y acidez.

Dolor abdominal

El VINAGRE DE SIDRA DE MANZANA contiene prebióticos, lo cual es muy bueno, ya que los prebióticos son necesarios para la salud de los probióticos. Sin embargo, una pequeña minoría de personas ha informado de efectos secundarios de los prebióticos, como dolor abdominal, hinchazón y gases. Algunos prebióticos pueden aumentar el número de bacterias productoras de gases, de ahí la hinchazón. No hay ninguna razón para experimentar efectos secundarios graves de los prebióticos, siempre que se esté sano y sólo se consuman las dosis recomendadas.

¿Debe preocuparse?

Las personas que han experimentado efectos indeseables suelen consumir dosis elevadas de VINAGRE DE SIDRA DE MANZANA o padecer enfermedades preexistentes. Incluso si experimenta sensaciones desagradables al principio, lo más probable es que desaparezcan una vez que su cuerpo se adapte. En última instancia, los beneficios científicos para la salud superan con creces los posibles efectos secundarios. Creo que se sorprenderá de lo bien que se siente después de hacer del VINAGRE DE SIDRA DE MANZANA una parte regular de su régimen alimenticio. El VINAGRE DE SIDRA DE MANZANA puede obtenerse en forma líquida o en tabletas.

¿Por qué hay que tomar vinagre de sidra de manzana por la mañana?

El vinagre de sidra de manzana, conocido como VINAGRE DE SIDRA DE MANZANA, es el último de una larga lista de tendencias de salud. El mejor tipo es el que lleva madre, lo que significa que está recibiendo VINAGRE DE SIDRA DE MANZANA sin refinar, sin pasteurizar y sin filtrar. La "madre" es una colonia de bacterias beneficiosas que ayuda a mantener un nivel de pH alcalino saludable, alivia las dolencias digestivas, acelera la pérdida de peso, ayuda a regular el azúcar en la sangre, puede ayudar a reducir la presión arterial, mejora la salud del corazón, promueve la desintoxicación saludable del hígado y otros órganos, elimina el crecimiento excesivo de la cándida, puede ayudar a prevenir la osteoporosis, retrasa el proceso de envejecimiento, proporciona una piel brillante, ayuda en la lucha contra el daño de los radicales libres, por nombrar sólo algunos beneficios.

Cómo beber vinagre de sidra de manzana

Beber vinagre de sidra de manzana a primera hora de la mañana es la mejor manera de aprovechar sus numerosos beneficios para la salud, pero puede ser difícil de hacer, especialmente cuando es lo primero que se consume. Puede costar un poco acostumbrarse al principio, pero una vez que te acostumbras al sabor, es difícil pasar sin él.

Hay muchas formas de tomar vinagre de sidra de manzana por la mañana para que sea más fácil, no tienes que beberlo directamente. Puedes incorporarlo con otros zumos de frutas, como batido o como bebida caliente. Mezcla una cucharadita con una taza de agua tibia y un poco de miel si es necesario, al gusto, luego remueve la bebida y déjala reposar durante unos minutos antes de beberla. Una vez reposado, bébalo lentamente como una taza de té. El VINAGRE DE SIDRA DE MANZANA debe tomarse al menos media hora antes de desayunar.

Formas de incorporar el VINAGRE DE SIDRA DE MANZANA a las bebidas

El VINAGRE DE SIDRA DE MANZANA se puede mezclar con miel

Mézclalo con rábano picante y chiles habaneros - ¡Ardientes!

Pruébalo con fresas trituradas y menta

Mezclar con jarabe de arce, jengibre molido y agua

Mezclar con bayas trituradas y limón con una cucharada de miel

Mezcla con sandía y miel

Mezclar con arándanos, fresas, plátano y agua - como un batido

Beneficios adicionales para la salud

La combinación del VINAGRE DE SIDRA DE MANZANA con ciertas especias, hierbas y frutas proporciona aún más beneficios para la salud, como por ejemplo

Sandía y albahaca - Para una desintoxicación

Té de cúrcuma (combate la inflamación) con miel - Para una desintoxicación

Aloe vera, kiwi y pepinos - Para una piel y unas uñas sanas

Uva con agua de Seltz y kombucha - Para el antienvejecimiento y la salud intestinal

Té de manzanilla - Para reducir el estrés

Fresa y limón - Para aumentar la energía

Pera, frambuesas, moras y agua purificada (llena de vitaminas A, C y K, hierro, magnesio y fósforo) - Para ayudar a la digestión

¿Es importante el momento?

La primera hora de la mañana es el mejor momento para beber vinagre de sidra de manzana. Algunos de los principales beneficios de beberlo por la mañana son que potencia el metabolismo y la pérdida de peso, y ayuda con los antojos de azúcar a lo largo del día (controla el apetito), así como controla el colesterol y trata las manchas antiestéticas, el picor de las picaduras de insectos y las quemaduras solares, y promueve la salud de la piel, el cabello y las uñas. Sin embargo, puedes optar por beberlo cuando quieras.

Si prefieres beberlo antes de acostarte, es posible que tengas que ir mucho al baño a lo largo de la noche. Hay algunas mezclas y un puñado de tés que se pueden tomar por la noche para ciertas dolencias (como los dolores, desde los musculares hasta los dolores de cabeza crónicos). Si es necesario, se puede tomar VINAGRE DE SIDRA DE MANZANA por la noche para aliviar ciertas dolencias.

¿Puede el VINAGRE DE SIDRA DE MANZANA ayudar a la digestión?

El vinagre de sidra de manzana es cada vez más conocido por sus beneficios para la pérdida de peso y sus propiedades para reducir la grasa. El mero hecho de que reduzca los depósitos de grasa en el cuerpo lo hace excelente para la desintoxicación porque reduce el riesgo de desarrollar enfermedades cardiovasculares. Pero también hay otros beneficios de desintoxicación del vinagre de sidra de manzana.

El vinagre de sidra de manzana es una gran adición a cualquier programa de desintoxicación, ya que es rico en antioxidantes, nutrientes y enzimas, pero es importante utilizar el vinagre de sidra de manzana orgánica que todavía tiene "la madre" en ella. La madre se refiere a la pulpa sobrante de las manzanas con las que se hizo el vinagre.

Limpia el sistema digestivo

Debido a que es ácido y a que tiene capacidades probióticas naturales, el vinagre de sidra de manzana es excelente para limpiar el intestino y ayudar a que funcione mejor. Todo esto ayuda a reducir tanto el estreñimiento como la diarrea y la indigestión. Limpiar el intestino es importante en cualquier programa de desintoxicación porque muchas de las toxinas van a ser excretadas de esa manera. Limpiar el tracto digestivo también da paso a la absorción de otros compuestos de desintoxicación y nutrientes normales.

Es una fuente de enzimas naturales

Una enzima es básicamente una proteína que es muy reactiva químicamente y ayuda a descomponer grandes biomoléculas (o a construirlas)... Las enzimas son muy útiles para digerir los alimentos. Las enzimas del vinagre de sidra de manzana no ayudan directamente a descomponer los alimentos, pero promueven el crecimiento de bacterias buenas en el intestino y estas bacterias mejoran la digestión mediante la liberación de sus propias enzimas. Esto también ayuda a reducir el número de bacterias dañinas, lo que a su vez reduce el riesgo de problemas gastrointestinales.

También es una fuente de vitaminas y minerales

El vinagre de sidra de manzana está lleno de diferentes tipos de vitaminas y minerales. Las vitaminas y los minerales son importantes para todas las partes del proceso de desintoxicación, pero principalmente ayudan a las enzimas del cuerpo a hacer su trabajo. Algunas toxinas no pueden ser excretadas hasta que son descompuestas por algunas de las enzimas del cuerpo en el hígado. Las vitaminas y los minerales también son importantes para que el sistema inmunitario luche contra las toxinas bacterianas y víricas. También es posible que durante el proceso de desintoxicación, usted esté eliminando algunos de los nutrientes buenos - y el vinagre de sidra de manzana los reemplazará.

Reduce la mucosidad

La acumulación de mucosidad en los senos paranasales puede ser un signo de acumulación de toxinas. Esto se debe a que el cuerpo produce naturalmente moco para formar una capa protectora contra los contaminantes. Cuando las células secretoras de moco están sometidas a mucho estrés, la secreción de moco puede ser excesiva y causar más daños que beneficios.

El vinagre de sidra de manzana ayuda a romper esta mucosidad para que el cuerpo pueda eliminarla. Un exceso de mucosidad también puede hacer que te sientas mal y decaído. Afecta a la respiración y provoca dolores de cabeza. El vinagre de sidra de manzana, por lo tanto, ayuda a deshacerse de estos síntomas rompiendo la mucosidad.

La poderosa combinación de cúrcuma y vinagre de sidra de manzana

Tanto el vinagre de sidra de manzana como la cúrcuma son conocidos por la variedad de beneficios que aportan a la salud. Pero, ¿qué sucede cuando se mezclan los dos superalimentos? Los beneficios serían asombrosos. Desarrolló una receta que combina la cúrcuma y el vinagre de sidra de manzana como un tónico diario saludable.

Creo que la combinación es excelente para las bacterias del intestino y para reducir la inflamación en el cuerpo. Sus beneficios individuales se combinan para crear uno de los más potentes alimentos antiinflamatorios para la salud que además son completamente naturales.

Beneficios del vinagre de sidra de manzana

El vinagre de sidra de manzana se ha utilizado durante siglos en la medicina natural y como parte de la dieta. Pero recientemente se han demostrado científicamente algunos beneficios derivados de tomar vinagre de sidra de manzana a diario.

Un grupo de estudios ha determinado que el vinagre de sidra de manzana diario es capaz de ayudar a perder peso. El vinagre de sidra de manzana es capaz de reducir directamente el almacenamiento de grasa en el cuerpo y así causar una reducción de la grasa corporal total.

También ayuda a reducir los niveles de glucosa y colesterol en sangre. Estas reducciones disminuyen significativamente el riesgo de desarrollar enfermedades cardiovasculares, diabetes e incluso cáncer.

Beneficios de la cúrcuma

La cúrcuma es una de las hierbas más antiinflamatorias que existen. La cúrcuma inhibe directamente una de las enzimas responsables de la principal vía inflamatoria del organismo. Al igual que la aspirina, reduce el efecto de una enzima llamada COX-2. La COX-2 es la principal responsable de crear dolor e inflamación, por lo que inhibirla ayuda a reducir la inflamación en el cuerpo, lo que también reduce el riesgo de desarrollar enfermedades inflamatorias como las cardiovasculares.

El pigmento de la cúrcuma, llamado curcumina, es también un potente antioxidante. Los antioxidantes reducen la inflamación de una manera diferente. Reaccionan con las toxinas ambientales y corporales que normalmente son responsables de la destrucción de las membranas celulares. En cambio, cuando estas toxinas reaccionan con los antioxidantes, no causan ningún daño a las células.

Efectos sinérgicos

La creencia es que la cúrcuma y el vinagre de sidra de manzana se combinan en lo que se llama un efecto sinérgico. Cuando dos compuestos se mezclan, pueden afectarse negativamente o positivamente. En este caso, la cúrcuma y el vinagre de sidra de manzana se afectan positivamente. Cuando los compuestos se afectan mutuamente de forma positiva, pueden tener un efecto aditivo, en el que sus efectos se suman para producir el doble de efectividad, o como en este caso, pueden ser sinérgicos, en el que sus efectos combinados son incluso más del doble de efectivos. También tiene sentido cuando se piensa en las diferentes formas en que actúan para reducir la inflamación y el riesgo de enfermedades crónicas.

La inyección de cúrcuma y vinagre de sidra de manzana

Para hacer el tónico se necesita:

⅖ taza (3,4 fl oz) de cualquier zumo de fruta

1 cucharada de cúrcuma molida

½ cucharadita de pimienta negra molida

1 cucharadita de canela molida

1 pizca de clavo molido

1 cucharada de vinagre de sidra de manzana

1 cucharada de aceite de oliva

1 cucharada de zumo de limón recién exprimido

Revuelva todos los ingredientes y beba la mezcla lo más rápido posible después de un vaso de agua. Este brebaje puede tomarse una o dos veces al día, por la mañana y/o por la noche.

Por qué debería probar una limpieza con vinagre de sidra de manzana

La limpieza con vinagre de sidra de manzana ha tomado el Internet por la tormenta como varias celebridades y médicos de alto perfil juran por sus beneficios para la salud. El vinagre de sidra de manzana se ha utilizado en la medicina natural y la nutrición desde hace muchas décadas y hay varias afirmaciones de que apoya la salud en una variedad de maneras.

Se llama limpieza de sidra de manzana porque ayuda al cuerpo a deshacerse de algunas de las moléculas más indeseables, como las grasas y el colesterol. Muchos expertos se oponen a clasificar el vinagre de sidra de manzana como un "curalotodo", pero están de acuerdo en ciertos beneficios para la salud que proporciona el vinagre de sidra de manzana basados en la investigación científica.

Pérdida de peso

Se han realizado estudios sobre la pérdida de peso tanto en animales como en humanos y el resultado definitivo es que el vinagre de sidra de manzana puede ayudar a una persona a perder peso. Los científicos creen, basándose en los estudios con animales, que el ácido acético del vinagre de sidra de manzana inhibe ciertas enzimas que son responsables de almacenar la grasa. También está el estudio que muestra cómo el vinagre de sidra de manzana ralentiza el movimiento de los alimentos a través del tracto digestivo, lo que podría, en teoría, ayudar a una persona a sentirse llena durante más tiempo. La pérdida de peso no es importante, por lo que no puede revertir los malos hábitos alimenticios, pero sí da un impulso a la dieta.

Regulación del azúcar en la sangre

Uno de los grandes beneficios probados del vinagre de sidra de manzana es que ayuda a regular el azúcar en la sangre. La cantidad de azúcar en la sangre se dispara después de que una persona haya ingerido una comida, especialmente si contiene muchos carbohidratos. Los niveles elevados de azúcar en la sangre durante largos periodos de tiempo pueden ser perjudiciales para el organismo porque se almacenan en forma de grasa y pueden provocar resistencia a la insulina. Investigaciones recientes también han demostrado que los niveles elevados de azúcar en sangre pueden provocar una inflamación crónica que aumenta el riesgo de padecer enfermedades cardíacas y cáncer. Los científicos han descubierto que el ácido acético, el mismo componente que reduce el almacenamiento de grasa, también ayuda a las distintas células del cuerpo a captar la glucosa (azúcar), lo que conduce a una menor cantidad de ésta en la sangre.

Es bueno para el corazón

Además de reducir el azúcar en sangre, el vinagre de sidra de manzana también ha demostrado ser protector del corazón al reducir el colesterol. El colesterol es un tipo de grasa que se deposita en las paredes de los vasos sanguíneos y los vuelve rígidos. Se trata de un importante factor de riesgo de ataque al corazón, y también puede aumentar la presión arterial. Dado que el vinagre de sidra de manzana ayuda a descomponer las grasas, también ayuda a descomponer el colesterol y a proteger el corazón y puede tener un efecto indirecto sobre la presión arterial.

Tónico de vinagre de manzana

El tónico tradicional de vinagre de sidra de manzana consiste en 2 cucharaditas de vinagre de sidra de manzana diluidas en 8 onzas de agua. Mucha gente añade miel o canela y algunos incluso pimienta de cayena para cambiar un poco el sabor. Algunos de estos aromatizantes naturales también pueden aportar sus propios beneficios para la salud. Es importante beber el vinagre de sidra de manzana en forma diluida y no pura porque de lo contrario puede causar daño.

Las diferentes formas de tomar vinagre de sidra de manzana

Hay muchas afirmaciones sobre cómo el vinagre de sidra de manzana puede ayudar a la salud en general. La clave está en todas las enzimas, vitaminas y minerales encerrados en la pulpa sin refinar. Todos estos grandes nutrientes son perfectos para la desintoxicación y pueden ayudar a la pérdida de peso, a la reducción del azúcar en la sangre, a la reducción del colesterol y la grasa en circulación y a la mejora del sistema inmunológico.

Las siguientes recetas contienen de 1 a 2 cucharaditas de vinagre de sidra de manzana, la dosis justa necesaria para conseguir todos estos beneficios. Combinar el vinagre de sidra de manzana con otros alimentos saludables, como zumos de frutas y hierbas, podría incluso aumentar los beneficios para la salud y, además, ¡sabrá muy bien!

El clásico

Clásicamente, se mezclan 1 ó 2 cucharadas de vinagre de sidra de manzana con 8 onzas de agua y se aromatiza con diferentes cosas, como zumo de limón, pimienta de cayena o miel. Es una solución muy sencilla y fácil de hacer y es una de las recetas más conocidas. La canela también ayuda a reducir la grasa y a mejorar la digestión, y la pimienta de cayena ayuda a acelerar el metabolismo.

Mézclalo con un poco de zumo

El vinagre de sidra de manzana también funciona muy bien cuando se mezcla con tres cuartos de taza de zumo de arándanos y tres cuartos de taza de agua. El zumo de arándanos tiene un alto contenido en antioxidantes, que aportan su propio conjunto de beneficios para la salud, como la reducción de la inflamación y la ralentización del envejecimiento. Hay pruebas de que el zumo de arándanos ayuda a limpiar los riñones de toxinas y a eliminar la grasa del sistema linfático.

Otra buena combinación es 2 cucharaditas de vinagre de sidra de manzana en una taza de zumo de pomelo con un poco de miel al gusto. El zumo de pomelo también es rico en antioxidantes y ayuda a reducir la presión arterial.

Mezclando vinagre de sidra de manzana con limonada se obtiene una deliciosa bebida que gustará a toda la familia. Esta bebida tiene un alto contenido de azúcar, por lo que no debe consumirse con tanta frecuencia como otras recetas. Todo lo que se necesita para hacer como 1 taza de agua 2 cucharaditas de sidra de manzana, vinagre y 6 cucharaditas de concentrado de limonada.

Tómalo en un batido

Hay varias formas diferentes de incorporar el vinagre de sidra de manzana a un batido. Una opción es mezclar 1 cucharadita de vinagre de sidra de manzana con el cuarto de taza de agua, una taza entera de manzanas cortadas y 2 cucharaditas de aguacate. Añade un cuarto de taza de hielo para conseguir la textura adecuada.

Otros alimentos saludables que pueden acompañar al vinagre de sidra de manzana son las bayas. Intenta hacer un batido de vinagre de manzana de bayas mezclando una taza de bayas congeladas, un plátano, una taza de leche de almendras y 2 cucharaditas de vinagre de sidra de manzana.

Pruébalo con un poco de té verde

El té verde también es aclamado como uno de los grupos de superalimentos. El té verde también está repleto de nutrientes y antioxidantes. Mezcla una taza de té verde con una cucharadita de vinagre de sidra de manzana y añade miel y menta al gusto y tendrás una combinación muy saludable.

Principales usos del vinagre de sidra de manzana

Algunas personas disfrutan del vinagre de sidra de manzana como condimento para sus comidas. Pero recientemente, la gente ha comenzado a explorar el vinagre de sidra de manzana como mucho más que un condimento. Desde hace varios siglos se afirma que el vinagre de sidra de manzana puede promover la salud y el bienestar de una persona y proporcionar una variedad de beneficios para la salud.

Lo que hace que el vinagre de sidra de manzana sea bastante único es el hecho de que ciertas formulaciones orgánicas contienen la pulpa original de la manzana, que cuando se fermenta, se denomina "la madre". Esta parte del vinagre de sidra de manzana es rica en vitaminas, minerales, enzimas e incluso bacterias probióticas.

Los supuestos beneficios del vinagre de sidra de manzana

Todos los nutrientes del vinagre de sidra de manzana tienen el potencial de causar grandes beneficios para la salud del organismo. Algunos de los beneficios sugeridos del vinagre de sidra de manzana incluyen:

- Mejora de la ingesta de potasio
- Mejora del funcionamiento del sistema inmunitario gracias a las vitaminas
- Pérdida de peso
- Equilibrio del pH corporal
- Ayuda a la digestión
- Mejorar el microbioma intestinal
- Mantener la salud de la piel, incluyendo la reducción del acné
- Reducir el apetito
- Ayuda con el colesterol
- Control de la diabetes tipo 2
- Eliminación de las "toxinas del fango" del cuerpo

Muchas de estas afirmaciones son anecdóticas y se necesita mucha más investigación, pero hay algunos beneficios que están probados por la ciencia.

Lo que dice la ciencia

Hay algunos estudios a pequeña escala que han investigado el efecto del vinagre de sidra de manzana en relación con algunos factores de salud. Los participantes que tomaron vinagre de sidra de manzana redujeron significativamente su glucosa en sangre. Los participantes también informaron de que su apetito se producía después de consumir una comida con vinagre de sidra de manzana.

También hay un estudio que demostró que el vinagre de sidra de manzana redujo el peso corporal y las grasas totales de sus participantes. La reducción de la cantidad de grasas circulantes también reduce el riesgo de aterosclerosis, el endurecimiento de las arterias, lo que a su vez reduce el riesgo de sufrir un ataque al corazón o un derrame cerebral.

La mayoría de los beneficios probados para la salud que proporciona el vinagre de sidra de manzana reducen el riesgo de desarrollar el síndrome metabólico, que es esencialmente un estado insalubre en el que el cuerpo está lleno de toxinas y es bastante proinflamatorio.

Cómo desintoxicarse con vinagre de sidra de manzana

Una de las recetas para una solución de desintoxicación se hace mezclando una o dos cucharadas de vinagre de sidra de manzana sin filtrar con 8 onzas de agua y luego añadiendo una o dos cucharaditas de miel o stevia. Algunas recetas también contienen zumo de limón o pimienta. Por lo general, esta solución se toma tres veces al día: al levantarse de la cama, a media mañana y a media tarde.

Algunas consideraciones

Es importante asegurarse de que el vinagre de sidra de manzana está diluido, o podría causar algunos efectos secundarios graves como la erosión dental y el ardor en la garganta. También es importante consultar a su médico si está tomando algún medicamento, ya que el vinagre de sidra de manzana podría interferir con él. Cualquier tipo de condición de salud a largo plazo como la diabetes o incluso el embarazo también podría verse afectado de manera diferente por la desintoxicación, así que asegúrese de consultar.

Desintoxique su cuerpo con VINAGRE DE SIDRA DE MANZANA

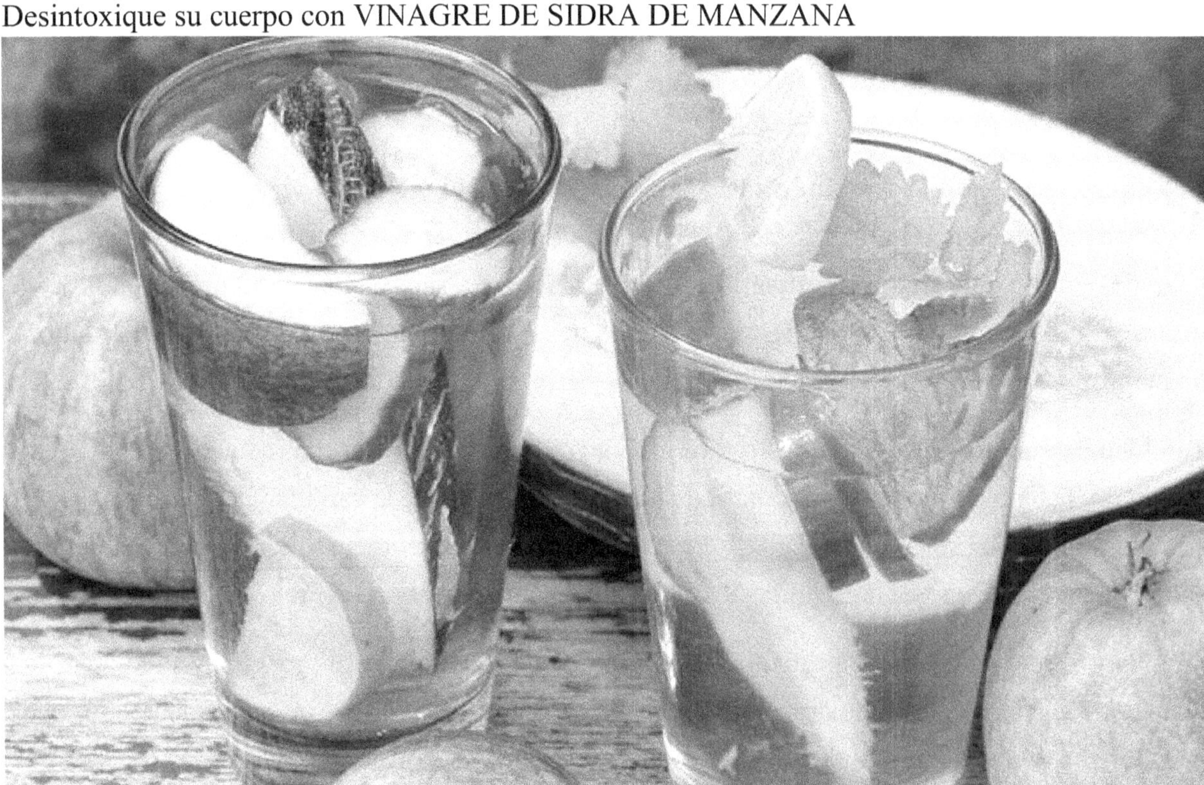

Con nuestra ajetreada vida, puede resultar difícil mantener una dieta nutritiva, hacer el número recomendado de ejercicios y seguir un estilo de vida saludable en general. Por ello, a veces nuestro cuerpo necesita un poco de ayuda extra para deshacerse del exceso de toxinas. Pero ahora, hay maneras de hacerlo desde la comodidad de su propia casa, con cosas que ya puede tener en su cocina.

¿Cuándo hay que desintoxicarse?

A veces es difícil saber cuándo nuestro cuerpo necesita una ayuda extra, especialmente para desintoxicarse. Hay consejos sencillos a los que hay que prestar atención, que podrían ser la forma en que su cuerpo le pide esta ayuda. Normalmente, esta desintoxicación se produce en el hígado. Tu sangre se filtra naturalmente 20 veces cada día pasando por el hígado. Pero, después de un largo invierno o de un tramo ajetreado en el trabajo, tu hígado podría estar enviándote señales para hacer una desintoxicación.

Signos físicos

Uno de los signos más comunes de la necesidad de una desintoxicación son los problemas gastrointestinales. Pueden ser gases, hinchazón, estreñimiento o diarrea. Un aumento de las alergias o de los dolores de cabeza también podría ser una señal de su hígado de que tiene un exceso de toxinas en su cuerpo.

Señales emocionales

Si notas que te vuelves más irritable o que te enfadas más rápido de lo normal, ambos son signos de desintoxicación. La indecisión o la niebla cerebral general es otra gran señal. Si empiezas a notar alguna de estas señales, puedes probar nuevos remedios caseros para ayudar a que tu cuerpo vuelva a la normalidad.

Desintoxicación en casa

Añadiendo simples alimentos o bebidas a su dieta, puede ayudar a restablecer su hígado y a que su cuerpo vuelva a la normalidad. No sólo le ayudarán a deshacerse del exceso de toxinas, sino que también podrían proporcionarle el beneficio añadido de la pérdida de peso. Todo lo que sigue son cosas que probablemente ya tienes en tu despensa y podrían ser una manera fácil de ayudar a tu cuerpo a volver a la pista.

Limones

Descubierto en 1941 por un naturópata, combinando limones con pimienta de cayena y Madal Bal, un jarabe de árbol, podrías ayudar a tu cuerpo no sólo a desintoxicarse sino también a perder bastante peso. Una persona que probó esta desintoxicación incluso descubrió que había perdido 2 kilos en sólo tres días. Al deshacerse de este peso extra, su hígado también podrá limpiar más eficazmente su sangre en el futuro.

Vinagre de sidra de manzana

Este sencillo alimento básico de la cocina ha explotado recientemente con sus beneficios para la salud. Beber unas cuantas cucharadas diluidas en agua tres veces al día, ha demostrado en algunos ensayos que ayuda a perder peso, a regular el azúcar en la sangre y la presión arterial, y a iniciar un nuevo estilo de vida más saludable.

Té

El té es conocido desde hace mucho tiempo como una bebida saludable con muchos beneficios. Uno de ellos es la limpieza del cuerpo. Dependiendo de la mezcla de té, puedes adaptarla a tus necesidades. Añadir elementos como el regaliz o el anís dulce podría frenar tus antojos de azúcar, mientras que añadir manzanilla podría ayudar a tu cuerpo a relajarse por la noche para dormir mejor. Ambos beneficios añadidos pueden ayudar a tu cuerpo a volver a la normalidad.

Conclusión:

En definitiva, una limpieza ocasional podría ayudar a su cuerpo a volver a la senda de un estilo de vida saludable. Si está atento a las señales de que su hígado necesita ayuda, podrá saber mejor cuándo recurrir a una desintoxicación. Con simples remedios caseros, ¡estás en camino de vivir una vida mejor!

Desvelando los secretos del vinagre más saludable

Mucha gente parece olvidar que algunos de los alimentos e ingredientes más saludables son productos básicos normales en su despensa. El vinagre tiene muchos usos tanto en la cocina como en las tareas cotidianas del hogar. Pero hay un vinagre que tiene muchos beneficios ocultos para la salud que podrían ser la clave para abrir un estilo de vida más sano y equilibrado. Lea aquí para saber cómo el vinagre de sidra de manzana podría cambiar su vida para mejor.

Órganos más sanos

Este vinagre especial actúa como un tónico y antioxidante en su cuerpo. Funciona en todos los órganos internos, ayudándolos de varias maneras. Al trabajar para ayudar a eliminar las toxinas de su cuerpo, el vinagre de sidra de manzana ayuda a mantener el hígado y los ganglios linfáticos en un estado de funcionamiento adecuado. El vinagre de sidra de manzana también ayuda a equilibrar los niveles de pH, lo que puede estimular la función intestinal y cardiovascular. Con una mejor función intestinal, su cuerpo será aún más eficiente en la eliminación de residuos y toxinas. Además de la actividad cardíaca estimulada, la acidez del vinagre también ayuda a mantener el equilibrio de los triglicéridos y se ha demostrado que reduce el LDL, o colesterol malo. La reducción de este LDL ayuda a mantener su corazón sano y sus venas y arterias libres de placa de obstrucción.

Peso más saludable

Para continuar con el mantenimiento de la salud interior, el vinagre de sidra de manzana se ha demostrado en muchos estudios para mantener los azúcares en la sangre regulada. Al ralentizar el ritmo de digestión de los hidratos de carbono, la insulina tiene más tiempo para descomponer los hidratos de carbono, lo que ayuda a mantener el equilibrio de los niveles de azúcar en la sangre, incluso después de una comida rica en carbohidratos. Esta tasa de digestión más lenta también ayuda a mantener la sensación de saciedad durante más tiempo y evita los antojos adicionales de más carbohidratos almidonados o azucarados. Como efecto secundario de una mayor saciedad, no sólo acabará comiendo menos, sino que también comerá muchos menos azúcares, lo que podría ayudar a perder peso.

Cabello y piel más sanos

Por último, en los tiempos que corren, es tan importante mantenerse sano por fuera como por dentro. Se ha demostrado que el vinagre de sidra de manzana tiene muchos beneficios tanto para la piel como para el cabello. En primer lugar, el vinagre de sidra de manzana tiene más potasio que otros tipos de vinagre. Este potasio ayuda a reducir la inflamación de forma tópica, lo que detendrá el dolor y la picazón debido a las picaduras de insectos o la hiedra venenosa. En segundo lugar, como ya se ha dicho, este alimento básico para el hogar equilibra los niveles de pH. Además de los preciosos beneficios, ¡un mejor pH ayuda a mantener tu piel suave, hidratada y sin arrugas! Por último, el vinagre de sidra de manzana trabaja a nivel molecular de su cabello para ayudar a mantenerlo brillante y saludable. Como muchos productos capilares son alcalinos, corren el riesgo de elevar el pH de su cabello, lo que el vinagre de sidra de manzana es perfecto para combatir. Equilibrar los niveles químicos de tu cabello permitirá que crezca más fuerte, para que tu pelo sea más brillante y fácil de manejar.

En general, el vinagre de sidra de manzana tiene muchos beneficios ocultos. Al actuar tanto en el interior como en el exterior de su cuerpo, este sencillo producto doméstico puede ayudarle a llevar una vida más sana y equilibrada.

VINAGRE DE SIDRA DE MANZANA - ¿El nuevo champú anticaspa totalmente natural?

Muchas personas luchan contra la caspa, ya sea por la sequedad de la piel o por los malos productos capilares. Con tanta gente tratando de ocultar estas molestas escamas blancas, muchos champús y otros productos para el cuidado del cabello se han etiquetado específicamente para tratar este problema. Pero, ¿qué es exactamente la caspa y hay formas más naturales de combatir este molesto problema? Este artículo analiza ambas cuestiones, incluyendo un nuevo milagro que probablemente ya tengas en el armario de tu cocina.

¿Qué es la caspa?

La caspa, aunque no es grave, puede ser bastante molesta. Normalmente causada por la sequedad de la piel, pueden empezar a caer pequeñas escamas blancas y aceitosas del pelo y de la ropa. También puede provocar picores en el cuero cabelludo. Durante el invierno, cuando el aire exterior es más seco, algunas personas ven un aumento de la caspa debido a que su piel también se seca.

Como a la mayoría de las personas no les gusta que se les caigan estas escamas blancas en la ropa, suelen recurrir a champús de venta libre y otros tratamientos. Sin embargo, se ha observado que hay una forma más natural de ayudar a combatir este problema, ¡y la mayoría de la gente ya lo tiene en su armario de la cocina!

Tratamiento natural de la caspa con VINAGRE DE SIDRA DE MANZANA

En los últimos años, los médicos han aprovechado el poder ácido del vinagre de sidra de manzana para ayudar a combatir muchos problemas de salud. Además de ayudar en las dietas de adelgazamiento, este ingrediente milagroso ha demostrado que ayuda a evitar que vuelvan a aparecer esas molestas escamas. Como muchos productos comercializados para el cuidado del cabello son químicamente alcalinos, o básicos, pueden elevar el pH de su cuero cabelludo. Al seguir utilizando champús y acondicionadores comprados en la tienda, este problema podría seguir empeorando, ya que no hay nada ácido que devuelva los niveles de pH al equilibrio. Ahí es precisamente donde entra en juego el vinagre de sidra de manzana. Como el vinagre es naturalmente ácido, puede ayudar a restaurar sus niveles químicos naturales para ayudar a detener la sequedad y la descamación de su cuero cabelludo. Pero, ¿por qué tiene que ser específicamente vinagre de sidra de manzana?

Además de su acidez natural, el vinagre de sidra de manzana ofrece propiedades antiinflamatorias y antimicrobianas, además de funcionar como exfoliante. Al ayudar a exfoliar el cuero cabelludo, parte del exceso de escamas se eliminará durante la ducha en lugar de caer sobre la ropa. El antiinflamatorio ayuda a mantener la piel calmada y sana, mientras que el antimicrobiano mantiene a raya las bacterias causantes de problemas.

Conclusión sobre el uso del VINAGRE DE SIDRA DE MANZANA para la caspa

Como la caspa es más una molestia que un problema de salud grave, la mayoría de la gente recurre a remedios sin receta. Sin embargo, el mejor tratamiento totalmente natural podría estar tan lejos como un corto paseo hasta tu cocina. Al ayudar a equilibrar el pH básico de su cabello, causado por los productos típicos de cuidado del cabello, el vinagre de sidra de manzana puede ayudar a mantener los niveles químicos de su cuero cabelludo bajo control. Al ayudar también a exfoliar la piel del cuero cabelludo y ofrecer beneficios antiinflamatorios y antimicrobianos, este ingrediente milagroso podría ser el remedio casero secreto para evitar que esas molestas escamas blancas vuelvan a aparecer.

¿Cuáles son los beneficios del VINAGRE DE SIDRA DE MANZANA para mi perro?

Por Samuel Turner*

El vinagre de sidra de manzana (denominado VINAGRE DE SIDRA DE MANZANA en este artículo) ha sido un popular remedio casero durante generaciones como tratamiento de primeros auxilios. El VINAGRE DE SIDRA DE MANZANA puede ser beneficioso para aplicaciones tópicas, incluyendo dolores musculares y contusiones, quemaduras de viento, abrasiones, quemaduras de sol, mordeduras de insectos, picaduras y cuidado del cabello.

En los últimos años, se ha descubierto que también tiene muchos beneficios para nuestra familia canina. Entre los beneficios más frecuentes se encuentran la mejora de la movilidad de los perros de más edad, la reducción de la población de pulgas, la mejora del estado de la piel y el pelaje, la disminución del picor y el rascado, la exclusión de las manchas de lágrimas en la cara, la disminución de las manchas de orina marrones o amarillas en el césped y la mejora de la salud en general.

Una cucharada de vinagre de sidra de manzana y miel al día podría ser suficiente para mostrar mejoras visibles en la calidad de la piel y el pelaje de su perro. Antes de aplicar el VINAGRE DE SIDRA DE MANZANA de forma tópica, haga primero una prueba de parche en la piel y el pelaje, y especialmente si su can es un cachorro.

El VINAGRE DE SIDRA DE MANZANA podría utilizarse para los esguinces musculares en los perros

Si encuentra que su perro tiene alguna de las siguientes molestias, como músculos doloridos, patas doloridas, hematomas o abrasiones, aplique VINAGRE DE SIDRA DE MANZANA en la zona afectada con un algodón o una esponja.

El VINAGRE DE SIDRA DE MANZANA puede utilizarse en tratamientos para la piel y el pelaje

Después de haber lavado a su perro, puede añadir una taza de VINAGRE DE SIDRA DE MANZANA al último enjuague de agua. Experimente con diferentes diluciones, recomendamos 1 taza de vinagre diluida en 2 a 4 tazas de agua.

Para las irritaciones de la piel, la piel áspera, los callos y las quemaduras de sol, aplique VINAGRE DE SIDRA DE MANZANA (en su totalidad o diluido), puede ser en forma de spray o puede aplicarse con un algodón o una esponja.

Para los picores y las zonas calientes de la piel, rocíe con VINAGRE DE SIDRA DE MANZANA. Vigile al perro para ver si se produce un enrojecimiento o una irritación; si lo hace, lávelo con agua y deje de utilizarlo. Esto podría deberse a una piel sensible del cachorro o del perro.

El VINAGRE DE SIDRA DE MANZANA puede utilizarse para el picor de pies u orejas

Sumergir las patas en VINAGRE DE SIDRA DE MANZANA diluido/con fuerza puede reducir el picor de pies (contraído por alergias estacionales - exposición al polen).

Coloque unas gotas de VINAGRE DE SIDRA DE MANZANA o una tintura de hierbas a base de vinagre en cada oído y masajee suavemente, (puede aplicarse con un bastoncillo de algodón) para limpiar los oídos del perro y mantenerlos sanos.

El VINAGRE DE SIDRA DE MANZANA puede utilizarse como repelente de insectos y antipulgas

El VINAGRE DE SIDRA DE MANZANA puede rociarse sobre el pelaje del perro (cola, bajo vientre, cuello y torso - evitar la boca, los ojos y la nariz), ya que repele los insectos.

Vierta, rocíe o pase una esponja por todo el perro o cachorro con VINAGRE DE SIDRA DE MANZANA evitando la boca, la nariz y los ojos. Deja que se absorba durante unos minutos, antes de lavar al perro o al cachorro con un champú suave.

El VINAGRE DE SIDRA DE MANZANA puede utilizarse para limpiar las manchas y los olores de las mascotas

Mezclar 1 parte de VINAGRE DE SIDRA DE MANZANA con 3 partes de agua, verter sobre la zona manchada y secar con una toalla de papel, no frotar.

La ropa de cama de las mascotas puede refrescarse y desodorizarse rociándola con VINAGRE DE SIDRA DE MANZANA o añadiéndolo a la ropa al lavarla.

Los juguetes de las mascotas también se pueden rociar ligeramente con VINAGRE DE SIDRA DE MANZANA para limpiarlos y desinfectarlos, sólo hay que asegurarse de limpiarlos después.

Aproveche al máximo el VINAGRE DE SIDRA DE MANZANA: haga el suyo propio

Todos hemos oído el viejo adagio: "una manzana al día mantiene alejado al médico". Resulta que, como tantos otros cuentos de viejas, éste tiene más de un grano de verdad. Y el vinagre de sidra de manzana (VINAGRE DE SIDRA DE MANZANA) -un vinagre hecho de manzanas, azúcar y levadura que nuestras abuelas y bisabuelas utilizaban como conservante de alimentos, así como en aderezos para ensaladas, marinadas, vinagretas y chutneys porque es muy sabroso y picante- parece tener beneficios que van más allá de su uso como alimento básico en la cocina.

En los últimos años ha aumentado el interés por los beneficios del VINAGRE DE SIDRA DE MANZANA para la salud. Como remedio casero, se ha utilizado para tratar una amplia gama de dolencias, desde las venas varicosas hasta el dolor de garganta. Más recientemente, se ha investigado mucho sobre su capacidad para ayudar a perder peso, ayudar a controlar el azúcar en los diabéticos y mejorar la salud del corazón. Debido a las propiedades antioxidantes de los polifenoles -una sustancia química que se encuentra en el vinagre- se han realizado varios estudios para tratar de determinar si el vinagre de sidra de manzana también podría ayudar a prevenir o reducir el riesgo de desarrollar cáncer. Hasta ahora, los resultados no son concluyentes.

La mayoría de la gente utiliza marcas de VINAGRE DE SIDRA DE MANZANA compradas en tiendas. Muchas de ellas están pasteurizadas, y esto puede hacer que muchos de los beneficios inherentes al VINAGRE DE SIDRA DE MANZANA que nuestros antepasados amaban y en los que confiaban se pierdan en el proceso de fabricación. Además, si el VINAGRE DE SIDRA DE MANZANA está envasado en plástico, es posible que el ácido del líquido haga que los productos químicos del plástico se filtren en el vinagre.

Si va a comprar vinagre de sidra de manzana en la tienda, debe procurar comprarlo sólo cuando esté envasado en vidrio.

Sin embargo, sería mucho mejor comprar vinagre de sidra de manzana crudo o sin pasteurizar. Esto no es barato - y probablemente estarás pagando por una gran cantidad de agua utilizada para diluir el vinagre.

Así que, ¿por qué no comprar un montón de manzanas frescas, y hacer su propio vinagre? No es difícil: si tienes acceso a manzanas crudas y frescas, por qué no hacer las tuyas propias. De hecho, ni siquiera tienes que utilizar manzanas enteras. No hay nada que te impida utilizar los restos -núcleos, tallos y semillas- que te han sobrado al hacer la tarta de manzana (o lo que sea) y que ibas a tirar al compost (¡o a la basura!).

Hacer vinagre de sidra de manzana no es muy diferente a hacer cualquier otra bebida fermentada. Hay muchas recetas para hacer VINAGRE DE SIDRA DE MANZANA disponibles en Internet. Un buen consejo, sin embargo, es utilizar una selección de diferentes manzanas, si se puede. Mezcle y combine las proporciones para conseguir un sabor que se adapte a sus papilas gustativas. Por ejemplo, puede utilizar un 50% de manzanas dulces (como la Golden Delicious o la Fuji); un 30% de manzanas de sabor fuerte (Granny Smith, McIntosh) y un 20% de manzanas de sabor amargo (manzanas cangrejo Dolgos o Newtown, por ejemplo). Sin embargo, puede utilizar cualquier manzana que tenga a su alcance.

El VINAGRE DE SIDRA DE MANZANA crudo puede tardar de tres a cuatro semanas en alcanzar el sabor adecuado. Sin embargo, una vez que haya fermentado, tendrá una fuente pura de VINAGRE DE SIDRA DE MANZANA al alcance de su mano -o en su despensa-, tal y como la naturaleza lo ha previsto.

VINAGRE DE SIDRA DE MANZANA - ¿Oro líquido en una botella?

¿En qué piensa cuando ve una botella de vinagre de sidra de manzana (VINAGRE DE SIDRA DE MANZANA) en el estante de su supermercado local - o tienda de alimentos saludables? ¿Pérdida de peso? ¿Desintoxicación? ¿Control de la glucosa en sangre? ¿Salud del corazón? ¿Prevención del cáncer? ¿Cuidado de la piel? En los últimos años ha surgido un gran interés por este remedio popular como elixir de salud versátil.

Sin embargo, ¿sabías que tu botella (de vidrio para evitar la contaminación química del plástico), puede ayudarte a mantenerte sano no sólo por dentro, sino también por fuera?

Aquí hay 11 usos del VINAGRE DE SIDRA DE MANZANA que probablemente no conocías (3):

Acondicionador/enjuague para el cabello. Un enjuague final de su cabello utilizando media cucharada de VINAGRE DE SIDRA DE MANZANA en una taza de agua dejará el cabello brillante, eliminando cualquier residuo químico no deseado como el cloro.

Tónico para la piel. Es ideal para personas con piel grasa, acné, cicatrices y manchas de la edad/oscuridad. Diluya el VINAGRE DE SIDRA DE MANZANA en agua en una proporción de 1:2 (o más débil si tiene la piel sensible) y aplíquelo directamente sobre la piel limpia dos veces al día. Manténgalo alejado de los ojos.

Eliminación de verrugas. Empapa un algodón en VINAGRE DE SIDRA DE MANZANA y mantenlo sobre la verruga durante toda la noche (utilizando una tirita o una cinta adhesiva para pieles porosas). Repita esta operación diariamente hasta que la verruga se vuelva negra y se caiga.

Enjuague bucal: puede ayudar a tratar el mal aliento provocado por la candidiasis, las infecciones crónicas de las encías y las manchas en los dientes. Pon 2 cucharaditas en un cuarto de taza de agua, haz buches alrededor de tu boca unas cuantas veces y escupe (o traga si quieres). Recuerde cepillarse los dientes, ya que el ácido del VINAGRE DE SIDRA DE MANZANA puede dañar el esmalte de los dientes si se deja.

Tratamiento de hongos en los pies. Diluye una parte de VINAGRE DE SIDRA DE MANZANA en dos partes de agua y sumerge tus pies en él. Prepárate para sentir algo de escozor si tienes alguna llaga o corte, pero te ayudará a eliminar cualquier infección por hongos, como el pie de atleta. Si tienes una infección persistente, considera la posibilidad de empapar tus medias en la solución y llevarlas durante la noche (cubiertas con una bolsa de plástico para evitar que empapes la cama).

Control del olor corporal. Lo creas o no, una solución diluida (1:2) de VINAGRE DE SIDRA DE MANZANA te ayudará a mantener un olor fresco y limpio. Simplemente aplique la solución en sus axilas en lugar de usar un desodorante. Sin embargo, no es un antitranspirante, por lo que es posible que tengas que volver a aplicarlo si sudas mucho.

Mordeduras y picaduras. Aplicar un poco de VINAGRE DE SIDRA DE MANZANA sin diluir en la mordedura o picadura ayudará a reducir el dolor y la irritación. También funciona bien para las picaduras de medusa.

Limpieza. Prepara una solución de una parte de VINAGRE DE SIDRA DE MANZANA por nueve de agua y úsala para limpiar cualquier superficie. Si quieres, puedes ponerlo en una botella de spray para facilitar la limpieza. Simplemente rocíe y limpie. Sin diluir, el VINAGRE DE SIDRA DE MANZANA también es un buen desinfectante para el inodoro, la bañera y la ducha.

Desmalezador. Pulveriza VINAGRE DE SIDRA DE MANZANA sin diluir sobre las malas hierbas del jardín, como los dientes de león. Una buena manera de matarlas sin recurrir a productos químicos poco saludables.

Repelente de animales. Es posible mantener a raya a ratas, ratones y conejos, o incluso a ese molesto gato que utiliza los parterres como arenero. Para los roedores, esparce unas cuantas bolas de algodón empapadas en VINAGRE DE SIDRA DE MANZANA por la casa y los parterres. Para los gatos, rocía VINAGRE DE SIDRA DE MANZANA sin diluir a lo largo del borde de los parterres.

Lucha contra las pulgas. Diluya el VINAGRE DE SIDRA DE MANZANA en una solución 1:1 y aplíquelo sobre el pelaje de su perro para mantener alejadas las pulgas. Pruébalo primero en una pequeña parte de la piel de tu perro para asegurarte de que no reacciona mal a él.

¿Los beneficios del VINAGRE DE SIDRA DE MANZANA para la salud son reales o una exageración?

Esto es lo que ocurre con el vinagre de sidra de manzana (VINAGRE DE SIDRA DE MANZANA). Durante décadas -y probablemente incluso siglos- se le han atribuido propiedades casi mágicas para curar prácticamente todas las dolencias y prevenir muchas más. De acuerdo, eso es una exageración, pero es una sustancia que se ha recomendado para una gama sorprendentemente amplia de usos, desde la lucha contra la obesidad hasta los olores corporales.

Sin embargo, los cínicos -y muchos científicos- atribuyen los supuestos beneficios para la salud del VINAGRE DE SIDRA DE MANZANA al folclore y a los cuentos de viejas. De hecho, algunos afirman que tomar este líquido con regularidad podría ser francamente peligroso, ya que erosiona el esmalte de los dientes, revuelve las entrañas y cosas peores.

Entonces, ¿cuál es la verdad detrás del VINAGRE DE SIDRA DE MANZANA? ¿Es bueno para usted? ¿Es malo para la salud? ¿No es más que un mito caprichoso y centenario?

La respuesta más clara que hemos podido encontrar es que no hay ninguna respuesta clara.

Veamos una de las creencias más extendidas sobre el VINAGRE DE SIDRA DE MANZANA: que ayuda a perder peso. Hay estudios que han descubierto que el VINAGRE DE SIDRA DE MANZANA (y el vinagre, en general, puede reducir la absorción de los almidones y ralentizar la digestión, lo que ayuda a sentirse lleno. También hay un estudio que demuestra que ayuda a mantener el nivel de azúcar en sangre en cierta medida durante la noche. Ambos fenómenos ayudan a suprimir el apetito. Pero, ¿se traduce esto en una pérdida de peso?

¿Y qué hay de las afirmaciones de que el VINAGRE DE SIDRA DE MANZANA ayuda a controlar la diabetes por sus efectos positivos en el control de la glucosa en sangre? Como ya se ha mencionado, hay estudios que indican que el VINAGRE DE SIDRA DE MANZANA influye en la glucemia, en ratones. Pero hasta ahora, estos resultados no se han repetido en estudios amplios y controlados en humanos. Evidentemente, se necesita más investigación.

Y qué decir de las enfermedades del corazón y el cáncer, dos áreas en las que se dice que el consumo de VINAGRE DE SIDRA DE MANZANA puede tener algunos beneficios.

Los estudios en animales, así como los realizados en laboratorio con células, han indicado que el vinagre -y, por tanto, probablemente el VINAGRE DE SIDRA DE MANZANA- tiene algunos efectos anticancerígenos. Sin embargo, los resultados de los estudios observacionales en humanos han sido contradictorios, ya que un estudio indica una disminución del cáncer y otro un aumento.

Hubo cierto entusiasmo después de que se publicaran en 2009 los resultados de un ensayo en humanos que mostraba que el consumo de vinagre produce una reducción de los triglicéridos (lo que provoca la obstrucción de las arterias). Sin embargo, en la casi década transcurrida desde entonces, ningún otro estudio ha sido capaz de replicar estos resultados. Para ser justos, no se han realizado estudios que examinen los efectos del consumo regular de vinagre sobre los eventos cardiovasculares o la mortalidad; pero un estudio en el que participaron diabéticos no reveló ningún cambio en su contenido de grasa en sangre tras ocho semanas de consumo diario de VINAGRE DE SIDRA DE MANZANA.

7 cosas que creías saber sobre el vinagre de sidra de manzana y que no son ciertas

Por Samuel Turner*

En los últimos años, se ha dado mucho bombo a los numerosos beneficios del vinagre de sidra de manzana. Sin embargo, una gran cantidad de los beneficios que son promocionados por los medios de comunicación sobre el vinagre de sidra de manzana no son necesariamente la verdad. En este artículo, vamos a ver algunas de estas cosas que usted puede creer sobre el vinagre de sidra de manzana.

Es una solución rápida para perder peso

La mayoría de las personas que utilizan el vinagre de sidra de manzana a diario lo hacen porque creen que les ayudará a perder una gran cantidad de peso muy rápidamente. Sin embargo, esto puede no ser del todo cierto. Aunque puede ayudar a perder una cantidad significativa de peso, no es la solución rápida que algunas personas quieren hacer creer que es.

Eliminará la diabetes

Lamentablemente, beber unos cuantos vasos de vinagre de sidra de manzana al día no curará su diabetes. El vinagre de sidra de manzana ayuda a estabilizar los niveles de azúcar en la sangre durante un corto período de tiempo, pero no significará el final de su condición.

No más colesterol

Aunque ha habido una cantidad significativa de investigación que indica que el uso de vinagre de sidra de manzana reducirá la cantidad de colesterol en su torrente sanguíneo. Sin embargo, la mayor parte de esta investigación sólo consiste en estudios con animales. Hasta que no se completen más investigaciones sobre el efecto del vinagre de sidra de manzana en el colesterol en los seres humanos no se puede tomar como un hecho que podría mejorar sus niveles de colesterol.

Su uso es totalmente seguro

Cuando investigue por primera vez los beneficios de usar vinagre de sidra de manzana a diario, es posible que se engañe pensando que su uso es seguro y que no experimentará ningún efecto secundario. Sin embargo, el uso de una gran cantidad de vinagre de sidra de manzana a diario podría tener efectos significativos en su salud. El vinagre de sidra de manzana se ha relacionado con daños en el esmalte de los dientes, así como con daños en el sistema digestivo.

Es una cura milagrosa para su intestino

No se puede negar que el vinagre de sidra de manzana tiene un impacto en su sistema digestivo. Por desgracia, no siempre es un impacto positivo. Ha habido una investigación significativa que parece indicar que el uso de grandes cantidades de vinagre de sidra de manzana puede empeorar significativamente los síntomas de ciertas condiciones digestivas. Es especialmente peligroso para las personas que sufren de gastroparesia.

Es anticancerígeno

Gran parte de la información disponible sobre el vinagre de sidra de manzana parece indicar que el vinagre de sidra de manzana tiene el potencial de destruir todas las células cancerosas presentes en su cuerpo. Sin embargo, no hay pruebas concretas que demuestren que esto sea cierto.

Sólo sirve para comer

Mucha gente cree que la única forma de utilizar el vinagre de sidra de manzana es bebiéndolo. Sin embargo, hay docenas de otros usos para este vinagre. Es un excelente limpiador multiuso e incluso se puede utilizar para tonificar la piel.

¿Puede el VINAGRE DE SIDRA DE MANZANA controlar las pulgas de su mascota?

Como propietario de una mascota, no hay nada más irritante que tener que lidiar con una infestación de pulgas. Estos molestos bichos parasitarios son portadores de diversas enfermedades. Además, provocan un picor y una irritación insoportables. Es importante controlar la infección lo antes posible, sin embargo, a la mayoría de nosotros nos preocupan todos los productos químicos de la medicina convencional para el control de plagas. ¿Cree que uno de los productos más eficaces para combatir las plagas está probablemente en el armario de su cocina en este momento?

¿Cómo funciona?

Puede que le sorprenda saber que el vinagre de sidra de manzana no provoca realmente la muerte de las pulgas de su mascota. Sin embargo, la naturaleza altamente ácida de este vinagre provoca un gran malestar a estas plagas. Aunque puede utilizar el vinagre de sidra de manzana para tratar eficazmente una infestación de pulgas, es mucho más eficaz si lo utiliza para evitar que su mascota se infecte en primer lugar. El vinagre de sidra de manzana es una gran opción para el cuidado de las mascotas, ya que es seguro para los animales y los niños y es poco probable que cause ninguna irritación a su mascota. Es importante elegir una opción segura y natural para el control de pulgas y plagas, ya que la mayoría de los productos repelentes de pulgas comerciales contienen sustancias químicas peligrosas que son perjudiciales tanto para usted como para su mascota.

¿Cómo debo utilizarlo?

Cuando conozca las increíbles propiedades del vinagre de sidra de manzana, es posible que sienta el impulso de sumergir a su perro en una gran cuba de este vinagre. Sin embargo, es probable que esto no sea muy eficaz. En su lugar, considere la posibilidad de añadir un poco de vinagre de sidra de manzana al agua de bebida de su mascota. Sin embargo, siempre es importante diluir el vinagre antes de dárselo a su mascota para asegurarse de que no dañe el esmalte de sus dientes o su delicado sistema digestivo. Otra forma de utilizar el vinagre de sidra de manzana en su mascota es preparar una solución que rocíe sobre su pelaje. La solución debe contener partes iguales de agua y vinagre de sidra de manzana. Entonces, cuando notes alguna pulga en tu mascota, debes empezar a rociar su pelaje una vez al día. También puedes añadir unas gotas de aceites esenciales al spray para que sea aún más eficaz. El aceite de lavanda y el de cedro son especialmente eficaces para reducir las plagas en tus animales.

Otros remedios caseros

Uno de los remedios caseros más eficaces para eliminar las pulgas de tu mascota son los aceites esenciales. La hierba de limón, la madera de cedro, la menta, el romero y el tomillo son aceites esenciales especialmente buenos para ahuyentar las plagas. Diluye de ocho a diez gotas de aceites esenciales en un poco de agua y coloca la solución en la nuca de tu mascota, por debajo del collar. No utilices nunca el aceite de árbol de té en tus animales, ya que es muy tóxico para ellos. También puedes añadir el zumo de medio limón al agua de bebida de tu mascota para ahuyentar las garrapatas y las pulgas.

8 asombrosos trucos de vida con vinagre de sidra de manzana

El vinagre de sidra de manzana (VINAGRE DE SIDRA DE MANZANA) se ha utilizado durante miles de años como un remedio natural para las dolencias. Así es, algo que ha estado en su despensa durante quién sabe cuánto tiempo, ofrece enormes beneficios para la salud. Pero no sólo eso, sino que puede utilizarse de diversas maneras para una gran variedad de cosas. Echa un vistazo a nuestra emocionante lista de trucos de vida con VINAGRE DE SIDRA DE MANZANA!

1. Detergente natural

El VINAGRE DE SIDRA DE MANZANA es conocido por sus propiedades antibacterianas. Por lo tanto, puede utilizarse para limpiar encimeras, electrodomésticos y otros artículos del hogar. Basta con mezclar 1 parte de VINAGRE DE SIDRA DE MANZANA con 1 parte de agua, verterlo en una botella con pulverizador, y voilá; ya tienes tu propio detergente natural rentable.

2. Repelente de olores

Además de sus efectos para combatir las bacterias, puede neutralizar los olores desagradables. Aunque, para empezar, no huela bien, sus niveles de pH eliminarán las bacterias de olor desagradable. Pon un poco en un plato o en un tupperware para eliminar el olor desagradable.

3. Reducción del riesgo de diabetes

Los estudios demuestran que esta sustancia puede mejorar la sensibilidad a la insulina. La insulina es una hormona esencial que regula los niveles de azúcar en sangre. De este modo, el VINAGRE DE SIDRA DE MANZANA puede prevenir los picos de azúcar y la resistencia a la insulina que pueden conducir a la diabetes de tipo 2.

4. Eliminación de verrugas

Una visita al médico puede ser costosa, dolorosa e ineficaz a veces. Si desea optar por una solución más sostenible para las verrugas, considere la posibilidad de aplicar VINAGRE DE SIDRA DE MANZANA sobre la verruga con un algodón. El alto perfil ácido de la sustancia quemará la verruga.

5. Pérdida de peso

Las investigaciones sugieren que impide la digestión del almidón y suprime el apetito. Como resultado, reduce el número de calorías absorbidas por el organismo y combate el exceso de comida. Aunque esto no fomente la pérdida de peso de forma óptima, sí evitará un aumento de peso constante. Beba una combinación de 1 parte de VINAGRE DE SIDRA DE MANZANA y 3 partes de agua para obtener los beneficios. Utilícelo junto con una dieta saludable y ejercicio para obtener el máximo potencial de quema de grasa.

6. Remedio para la caspa

Una causa común de la caspa es la acumulación de un exceso de levadura en el cuero cabelludo. El VINAGRE DE SIDRA DE MANZANA tiene un perfil muy ácido, por lo que crea un entorno en el que la levadura no puede crecer. Esto evitará esta causa común de la caspa y puede combatirla por completo.

7. Limpiador de la piel

Sus propiedades antibacterianas no se limitan a los detergentes domésticos. En las concentraciones adecuadas, puede reducir eficazmente las afecciones de la piel y las manchas. El equilibrio del pH del VINAGRE DE SIDRA DE MANZANA favorece el manto ácido protector de la piel. Por consiguiente, garantiza que los agresores externos no dañen la piel. Además, su alto contenido en acidez actúa como exfoliante natural. Esto elimina las células muertas de la piel y fomenta el crecimiento de otras nuevas.

8. Zumo

Muchos de sus beneficios están relacionados con el papel que desempeña dentro del organismo. Por lo tanto, consumirlo es una de las formas más eficaces de cosechar las recompensas de la pérdida de peso y el control del azúcar en la sangre. Aunque su sabor es distinto y no es para todo el mundo, añadirlo a un zumo mezclado le dará un sabor sorprendentemente delicioso. Además, se enriquecerá con los beneficios añadidos para la salud.

¿Qué tiene de bueno el vinagre de sidra de manzana?

De "cura milagrosa" a "elixir mágico", se dice que el vinagre de sidra de manzana (VINAGRE DE SIDRA DE MANZANA) contiene propiedades curativas sin precedentes. Durante muchos años, este popular producto de uso doméstico se ha introducido en deliciosos platos y/o se ha utilizado como detergente. Sin embargo, muchas personas no son del todo conscientes del potencial sanitario que tiene este producto. Se han realizado y se siguen realizando numerosos estudios para arrojar luz sobre los efectos del VINAGRE DE SIDRA DE MANZANA en el organismo. En su mayor parte, estos estudios muestran resultados cada vez más positivos. Sirven como evidencia que apoya el consumo de VINAGRE DE SIDRA DE MANZANA para aumentar su calidad de vida. También corroboran el extenso y a menudo abrumador marketing del VINAGRE DE SIDRA DE MANZANA como remedio definitivo para la salud. Sin embargo, para comprender plenamente su función en el organismo, debemos analizarlo más detenidamente. En este artículo, expondremos los beneficios de su consumo y los posibles riesgos. Determinaremos si es tan bueno como se afirma.

Reduce el riesgo de enfermedades cardíacas y diabetes

Una de las funciones más destacadas y bien documentadas que desempeña en el organismo es la de reducir los niveles de azúcar en sangre. Como resultado, puede minimizar el riesgo de enfermedades cardíacas y diabetes. Los estudios sugieren que el VINAGRE DE SIDRA DE MANZANA inhibe las enzimas digestivas que descomponen el almidón en el cuerpo. El efecto resultante es que el almidón no digerido reduce la respuesta del azúcar en sangre (glucemia) de un individuo. A la inversa de una respuesta glucémica alta, una baja disminuye la probabilidad de que se produzcan picos de azúcar en sangre y el consiguiente esfuerzo cardiovascular. Además, el VINAGRE DE SIDRA DE MANZANA puede mejorar la sensibilidad a la insulina. La insulina es una hormona responsable de regular los niveles de azúcar en sangre. Las personas que padecen diabetes de tipo 2 tienen desequilibrios de insulina. Por lo tanto, el papel del VINAGRE DE SIDRA DE MANZANA en el apoyo a la sensibilidad a la insulina reduce el riesgo de diabetes tipo 2, ya que mantiene un funcionamiento adecuado. Para leer más sobre esto, puede acceder a la publicación completa aquí.

Favorece la digestión y refuerza el sistema inmunitario

El hecho de que el VINAGRE DE SIDRA DE MANZANA impida la digestión del almidón tiene varios beneficios adicionales. Por un lado, se dice que funciona como prebiótico. El almidón no digerido sirve como fuente de nutrición para las bacterias saludables. Esto estimula el crecimiento de los probióticos que mantienen una salud digestiva óptima. Esto se debe a que los probióticos inhiben los efectos perjudiciales de las bacterias malas. Además, esto apoya la fuerza inmunológica. Como resultado del consumo de VINAGRE DE SIDRA DE MANZANA, su cuerpo recibe una mejor nutrición y puede combatir las enfermedades con mayor eficacia.

Favorece la pérdida de peso

Uno de los beneficios más atractivos del VINAGRE DE SIDRA DE MANZANA es su capacidad para promover la quema de grasas. El ácido acético, principal componente del VINAGRE DE SIDRA DE MANZANA, favorece la oxidación de las grasas y evita la absorción de calorías. En consecuencia, puede favorecer la capacidad de quemar grasas del organismo. Un estudio realizado en Japón apoya estas nociones. Sin embargo, existen algunas dudas sobre este beneficio. Por un lado, se dice que los resultados son extremadamente lentos y se producen a lo largo de un periodo prolongado. En esencia, el consumo de VINAGRE DE SIDRA DE MANZANA puede favorecer la pérdida de peso, pero debe utilizarse junto con una dieta equilibrada y ejercicio frecuente.

Pero, ¿hay preocupaciones?

El ácido acético se encuentra en la mayoría de los productos de vinagre. Por lo tanto, los beneficios no son exclusivos del vinagre de sidra de manzana.

La "madre del vinagre", una sustancia beneficiosa que se encuentra tras el proceso de fermentación, suele filtrarse de los productos comprados en la tienda.

Debido a su naturaleza ácida, el VINAGRE DE SIDRA DE MANZANA puede provocar quemaduras y/o erosiones si se consume en exceso.

Ahí lo tiene, unas cuantas razones por las que el VINAGRE DE SIDRA DE MANZANA es un producto imprescindible y algunas de las preocupaciones que hay que tener en cuenta. En definitiva, el VINAGRE DE SIDRA DE MANZANA puede ayudar a su salud general en combinación con unos hábitos de vida equilibrados. Ahora vaya y consiga su propio VINAGRE DE SIDRA DE MANZANA para empezar a cosechar las recompensas hoy mismo.

¿Se considera el vinagre de sidra de manzana un superalimento?

Los superalimentos están de moda. Desde las almendras hasta el aceite de coco, los consumidores preocupados por la salud buscan en los superalimentos una forma natural de remediar los problemas de salud. De vez en cuando aparece un nuevo superalimento en el candelero porque se afirma que solucionará todos los problemas. Hoy en día, el vinagre de sidra de manzana es cada vez más reconocido como la clave para una vida más fructífera. Pero, ¿es tan bueno como se afirma? ¿Está a la altura de las expectativas? En este artículo, proporcionaremos más información sobre este popular producto y los beneficios que puede tener para la salud. De este modo, podrá tomar decisiones de consumo más acertadas la próxima vez que visite el supermercado.

¿Qué es el VINAGRE DE SIDRA DE MANZANA?

Antes de ver los beneficios para la salud, es importante entender qué es el VINAGRE DE SIDRA DE MANZANA. En resumen, es un subproducto de un proceso de fermentación entre las manzanas y el azúcar. Durante el proceso de fermentación, las bacterias buenas se alimentan de los azúcares para formar etanol. La función principal de estas bacterias es convertir el etanol en ácido acético. El ácido acético, que es el principal componente del VINAGRE DE SIDRA DE MANZANA, es el ingrediente que se dice que aporta los maravillosos beneficios. El VINAGRE DE SIDRA DE MANZANA no es un producto nuevo. Existe desde hace siglos y forma parte intrínseca de las prácticas curativas tradicionales. Sin embargo, recientemente está ganando popularidad debido a los numerosos estudios que están surgiendo.

¿Cuáles son las alegaciones de salud?

1) Ayuda a perder peso

Las pruebas sugieren que el consumo de VINAGRE DE SIDRA DE MANZANA afecta directamente a las funciones corporales necesarias para quemar grasa. Afirman que la capacidad del ácido acético para bloquear la digestión del almidón es un factor clave que contribuye. Esto se debe a que reduce la velocidad a la que el cuerpo absorbe las calorías y almacena la grasa. Sin embargo, otros estudios informan de que el potencial de quemar grasa es muy bajo. Por ello, el VINAGRE DE SIDRA DE MANZANA puede utilizarse junto con un plan de alimentación consciente y ejercicio para obtener resultados óptimos. Otro beneficio que favorece la pérdida de peso es su capacidad para suprimir el apetito del individuo. Como resultado, puede evitar el aumento de peso por comer en exceso.

2) Reduce los niveles de azúcar en sangre

Como hemos mencionado, el VINAGRE DE SIDRA DE MANZANA inhibe la digestión del almidón pesado. Más allá del potencial de pérdida de peso, esto puede conducir a la reducción de los niveles de azúcar en la sangre. Además, se ha demostrado que afecta positivamente a la sensibilidad a la insulina. Por lo tanto, inhibe la resistencia a la insulina. Esto significa que la insulina regulará adecuadamente los niveles de azúcar en sangre. Al mantener los niveles bajos, el ácido acético puede prevenir los picos de azúcar y las enfermedades cardiovasculares. Sin embargo, esto se aplica a todos los productos de vinagre que lo contienen. No sólo al vinagre de sidra de manzana. Dicho así, puede resultar beneficioso, pero no es la única opción disponible.

3) Rico en potasio

En resumen, el VINAGRE DE SIDRA DE MANZANA no contiene grandes cantidades de potasio. Especialmente en comparación con otros productos. El VINAGRE DE SIDRA DE MANZANA suele contener 11 mg de potasio por ración. La ingesta dietética recomendada es de entre 2800mg y 3800mg al día. Por lo tanto, habría que beber una cantidad considerable. Esto no es una gran idea, ya que su perfil altamente ácido puede provocar efectos secundarios adversos.

¿Merece la pena beberlo?

Las razones para consumirlo no son del todo convincentes. Esto se debe a que todavía hay que investigar mucho y lo que sabemos es muy limitado. No cabe duda de que su consumo es beneficioso, pero no se puede confiar plenamente en que tenga efectos óptimos para la salud. El consumo de VINAGRE DE SIDRA DE MANZANA debe hacerse junto con un plan de comidas bien elaborado y ejercicio.

¿Son ciertas las afirmaciones sobre el vinagre de sidra de manzana?

Por Danielle Sanders*

El vinagre de sidra de manzana (VINAGRE DE SIDRA DE MANZANA), un producto que puede encontrarse en la mayoría de los hogares estadounidenses, se ha utilizado como remedio natural durante siglos. Muchas personas afirman que ofrece poderosos beneficios para la salud. Desde la prevención de la caspa hasta el fomento de la pérdida de peso, este "alimento milagroso" se ha hecho cada vez más popular a lo largo de los años. Pero, ¿hay algo de cierto en estas afirmaciones? ¿Hay informes falsos? En este artículo, exponemos si el VINAGRE DE SIDRA DE MANZANA puede estar a la altura de algunas de las afirmaciones más atrevidas sobre sus beneficios.

Puede blanquear los dientes y/o las prótesis dentales

El VINAGRE DE SIDRA DE MANZANA no limpia ni blanquea los dientes/dentaduras. De hecho, una experta se sorprendió al conocer este informe. Cuando la CNN le preguntó si había algo de cierto en esta afirmación, afirmó que "limpiar las dentaduras o enjuagarlas con vinagre no es una buena idea. También podría poner en riesgo tus dientes". Atribuye este comentario al hecho de que su altísima acidez puede dañar el esmalte de los dientes. El esmalte es una capa protectora que impide que las bacterias formen caries.

Puede reducir los niveles de azúcar en sangre

Aunque no existen informes concluyentes, hay una gran cantidad de pruebas que relacionan el VINAGRE DE SIDRA DE MANZANA con la reducción de los niveles de azúcar en sangre. Las afirmaciones se sustentan en el hecho de que el vinagre bloquea la digestión del almidón. Como resultado, los alimentos con almidón serán menos propensos a causar picos de azúcar y posteriores problemas cardíacos. Además, se dice que el VINAGRE DE SIDRA DE MANZANA mejora la sensibilidad a la insulina. La insulina, una hormona que regula el azúcar en la sangre, los desequilibrios pueden conducir a la diabetes de tipo 2. De este modo, el VINAGRE DE SIDRA DE MANZANA puede servir como medida preventiva y ayudar a combatir las enfermedades cardiovasculares derivadas de los altos niveles de azúcar en sangre.

Puede ayudar a perder peso

Hay algo de verdad en esta afirmación, aunque, no será tan eficaz como varios otros métodos. Por ejemplo, el papel del VINAGRE DE SIDRA DE MANZANA en la inhibición de la digestión del almidón tiene un impacto en el potencial de quema de grasa del cuerpo. Por un lado, reduce el número de calorías absorbidas por el cuerpo. Además, suprime el apetito del individuo. En consecuencia, puede evitar que se coma en exceso y el consiguiente aumento de peso.

Puede combatir la caspa

Esta afirmación es cierta. Una causa común de la caspa es el crecimiento de levaduras en el cuero cabelludo. Sin embargo, el perfil de alta acidez del VINAGRE DE SIDRA DE MANZANA interactúa con el nivel de pH del cuero cabelludo. En consecuencia, crea un entorno en el que la levadura no es propicia. Si quieres preparar tu propio champú anticaspa con VINAGRE DE SIDRA DE MANZANA, haz clic aquí.

Puede remediar una garganta agravada

Esta afirmación es cierta. A menudo, los gérmenes son incapaces de sobrevivir y prosperar en un entorno altamente ácido. El VINAGRE DE SIDRA DE MANZANA crea ese entorno, por lo que puede eliminar los gérmenes dañinos. En última instancia, esto minimizará el impacto del dolor de garganta. Sin embargo, no es el remedio óptimo en comparación con la medicación clínicamente probada. Los consumidores deben hacer gárgaras con una mezcla de VINAGRE DE SIDRA DE MANZANA en cuanto sientan algún dolor.

Puede aliviar el dolor

Por desgracia, más allá del dolor de garganta, el VINAGRE DE SIDRA DE MANZANA no puede aliviar el dolor severo. Muchos creen que el betacaroteno, que se encuentra en él, puede combatir los radicales libres. Sin embargo, la Arthritis Foundation afirma que la cantidad es tan pequeña que no tiene ningún efecto. Por lo tanto, es muy poco probable que pueda prevenir los radicales libres que provocan el dolor.

¿Se puede prevenir el acné con vinagre de sidra de manzana?

El vinagre de sidra de manzana (VINAGRE DE SIDRA DE MANZANA) ha crecido en popularidad a lo largo de los años debido a las afirmaciones de que puede beneficiar al cuerpo. Tanto es así que es objeto de importantes debates sobre el consumo de productos saludables. Hay muchos estudios que pretenden demostrar estos beneficios. Aunque muchos de ellos no son concluyentes, sí sugieren que favorece la pérdida de peso y reduce los niveles de azúcar en sangre, por nombrar algunos. Hoy nos centraremos en si puede curar el acné y si debería considerar su uso.

Propiedades para combatir las bacterias

Los estudios sugieren que el VINAGRE DE SIDRA DE MANZANA es un antibacteriano natural. Más concretamente, se ha demostrado que reduce las bacterias en un 90% en determinados sujetos. El acné, una enfermedad inflamatoria de la piel que causa granos y manchas graves, suele ser consecuencia del Propionibacterium acnes. El Propionibacterium acnes, o P. acnes, es una cepa específica de bacterias que provoca esta afección. Aunque las investigaciones relativas a la capacidad del VINAGRE DE SIDRA DE MANZANA para combatir estas bacterias específicas no son concluyentes, sus propiedades antibacterianas son un buen augurio para su eficacia. Además, las sustancias que se encuentran en el VINAGRE DE SIDRA DE MANZANA (ácido acético, cítrico, láctico y succínico) han sido objeto de investigaciones positivas en la lucha contra el P. acnes. Por lo tanto, puede aliviar el acné, pero se necesitan más pruebas sobre su influencia directa.

Capacidad para reducir las cicatrices

La decoloración de la piel y las cicatrices son efectos secundarios comunes del acné. El VINAGRE DE SIDRA DE MANZANA puede ayudar a remediar estos problemas. Su aplicación en la piel se conoce como peeling químico. Se trata de un proceso en el que los ácidos de la solución exfolian las capas externas de la piel y promueven el desarrollo de nuevas células sanas. Se ha demostrado que el ácido succínico y el ácido láctico reducen la inflamación y mejoran la pigmentación, respectivamente. Como resultado, pueden remediar las cicatrices. Dicho esto, es necesario seguir investigando el papel del VINAGRE DE SIDRA DE MANZANA en la obtención de estos efectos para poder hacer una afirmación concluyente.

Puede causar quemaduras

El VINAGRE DE SIDRA DE MANZANA tiene un perfil altamente ácido. Aunque las bacterias no son propicias al entorno que crea, la piel también puede sufrir. Por ejemplo, el contacto frecuente con altas concentraciones de VINAGRE DE SIDRA DE MANZANA puede causar quemaduras. Aunque es poco probable que te enjabones en él, hay que tener en cuenta esta preocupación. Nunca hay que aplicarlo sobre heridas abiertas y, en el caso de pieles sensibles, diluirlo con agua.

En conclusión

Se ha demostrado que los ácidos específicos que se encuentran en el VINAGRE DE SIDRA DE MANZANA reducen los síntomas del acné. Además, también pueden prevenir los efectos secundarios comunes de la enfermedad. Esto es un buen augurio para su uso como remedio eficaz para la enfermedad. Sin embargo, hay que saber que su uso no está exento de efectos secundarios negativos. Hay que tomar precauciones antes de la aplicación y los resultados pueden variar significativamente entre las personas.

Método

Combine 1 parte de VINAGRE DE SIDRA DE MANZANA con 3 partes de agua.

Limpiar la cara con un lavado de cara orgánico y secar ligeramente.

Aplicar la mezcla de VINAGRE DE SIDRA DE MANZANA sobre la piel con un algodón.

Déjelo reposar durante unos 20 segundos antes de aclarar y secar. Deberá aclarar antes si experimenta sensación de quemazón.

Este proceso puede realizarse de 1 a 2 veces al día. No debe exceder esta recomendación, ya que un contacto excesivo con ella puede provocar efectos secundarios dolorosos.

Cómo hacer su propio vinagre de sidra de manzana

El vinagre de sidra de manzana (VINAGRE DE SIDRA DE MANZANA) es un producto milagroso. Ofrece enormes beneficios para la salud y añade un delicioso sabor a los platos. Si es un fan de este vinagre pero es consciente de su salud, entonces puede considerar hacer el suyo propio. Esta receta casera de VINAGRE DE SIDRA DE MANZANA es excepcionalmente fácil de seguir, y el producto resultante no contendrá ningún ingrediente cuestionable. Por lo tanto, puede disfrutar del distinguido sabor sin preocuparse por los posibles efectos secundarios. Continúe leyendo para conocer la receta de este saludable VINAGRE DE SIDRA DE MANZANA casero.

Lo que necesitarás:

Un tarro de cristal grande (un tarro de medio galón es lo mejor)

Tela de queso

Una cinta elástica para fijar la estopilla al tarro

Un peso de vidrio (esto mantendrá las manzanas por debajo de la superficie del agua)

Manzanas frescas y ecológicas

Agua filtrada

2 - 3 cucharadas de azúcar de caña sin refinar por tarro de medio galón.

Paso 1 - Preparación del VINAGRE DE SIDRA DE MANZANA

Prepare su área - Limpie sus utensilios, el tarro y las encimeras con agua tibia y jabón. Deje que todo se seque al aire antes de montarlo. La limpieza adecuada de su espacio de trabajo asegurará que las bacterias malas no estén presentes durante el proceso de fermentación.

Preparación de las manzanas - Enjuague las manzanas en agua fría y limpie cualquier suciedad o residuo. Como regla general, utilice manzanas sin magulladuras. Si sólo tiene manzanas magulladas o con manchas, córtelas.

Consejo: Para este vinagre de sidra de manzana puedes utilizar manzanas enteras y cortadas en dados o sólo la piel de las manzanas.

Paso 2 - Montaje del VINAGRE DE SIDRA DE MANZANA

Introduce las manzanas limpias y cortadas en dados o las pieles de las manzanas en el tarro de cristal hasta que esté ¾ lleno.

Verter el agua filtrada en la jarra hasta que las manzanas queden totalmente cubiertas. Espolvorear el azúcar. El azúcar es una fuente de alimento para las bacterias beneficiosas, lo que permite que se produzca el proceso de fermentación. Las bacterias beneficiosas ofrecen muchos beneficios nutricionales.

Necesitarás un peso de fermentación de vidrio para sumergir las manzanas bajo el agua. Si no puedes conseguir uno, tendrás que ser un poco creativo. Mucha gente utiliza una bolsa de cierre limpia llena de agua y una piedra esterilizada. Asegúrate de que el peso sumerge todas las manzanas y que ninguna parte queda expuesta al aire. Esto puede favorecer el crecimiento de moho que estropeará su VINAGRE DE SIDRA DE MANZANA.

Sujeta un trozo de estopilla doblada a la parte superior del tarro con una banda elástica. Esto evitará que las moscas de la fruta y otros insectos entren en el brebaje.

Paso 3 - Dejar fermentar

Guarde su mezcla, lejos de la luz directa del sol, en un ambiente a temperatura ambiente (aproximadamente 70°F). Cualquier lugar más frío hará que el proceso de fermentación sea más largo. Déjalo fermentar durante 4 semanas.

Si, al cabo de 3 días, se empiezan a formar pequeñas burbujas, ¡el proceso está funcionando! Esto indica que las bacterias beneficiosas están convirtiendo los azúcares en CO_2.

Compruebe su elaboración cada par de días para asegurarse de que las manzanas siguen sumergidas. El futuro VINAGRE DE SIDRA DE MANZANA puede oler a dulce al principio, pero empezará a oler más agrio a medida que se desarrolle el proceso.

Paso 4 - Colar y guardar el VINAGRE DE SIDRA DE MANZANA

Puede formarse una sustancia llamada "madre" en la parte superior del tarro. Esto es una señal de que el proceso de fermentación está en marcha. Esta sustancia puede guardarse en un frasco con VINAGRE DE SIDRA DE MANZANA para utilizarla como cultivo iniciador para su próximo lote.

Después de 4 semanas, su VINAGRE DE SIDRA DE MANZANA estará listo para colar. Retire su peso y exprima la mayor cantidad posible de manzanas utilizando una estopilla.

Vierte el líquido colado de nuevo en el tarro y tápalo con la estameña. Deja que el VINAGRE DE SIDRA DE MANZANA fermente durante otras 2 o 3 semanas, removiendo cada dos días.

Pruebe el VINAGRE DE SIDRA DE MANZANA después de la segunda fermentación. Si está satisfecho con el sabor, entonces embotelle y séllelo. Empieza a disfrutar de tu vinagre de sidra de manzana casero de muchas maneras.

Desvelando los secretos del vinagre más saludable

Mucha gente parece olvidar que algunos de los alimentos e ingredientes más saludables son productos básicos normales en su despensa. El vinagre tiene muchos usos tanto en la cocina como en las tareas cotidianas del hogar. Pero hay un vinagre que tiene muchos beneficios ocultos para la salud que podrían ser la clave para abrir un estilo de vida más sano y equilibrado. Lea aquí para saber cómo el vinagre de sidra de manzana podría cambiar su vida para mejor.

Órganos más sanos

Este vinagre especial actúa como tónico y antioxidante en su cuerpo. Funciona en todos los órganos internos, ayudándolos de varias maneras. Al trabajar para ayudar a eliminar las toxinas de su cuerpo, el vinagre de sidra de manzana ayuda a mantener el hígado y los ganglios linfáticos en un estado de funcionamiento adecuado. El vinagre de sidra de manzana también ayuda a equilibrar los niveles de pH, lo que puede estimular la función intestinal y cardiovascular. Con una mejor función intestinal, su cuerpo será aún más eficiente en la eliminación de residuos y toxinas. Además de la actividad cardíaca estimulada, la acidez del vinagre también ayuda a mantener el equilibrio de los triglicéridos y se ha demostrado que reduce el LDL, o colesterol malo. La reducción de este LDL ayuda a mantener su corazón sano y sus venas y arterias libres de placa de obstrucción.

Peso más saludable

Para continuar con el mantenimiento de la salud interior, el vinagre de sidra de manzana se ha demostrado en muchos estudios para mantener los azúcares en la sangre regulada. Al ralentizar el ritmo de digestión de los hidratos de carbono, la insulina tiene más tiempo para descomponer los hidratos de carbono, lo que ayuda a mantener el equilibrio de los niveles de azúcar en la sangre, incluso después de una comida rica en carbohidratos. Esta tasa de digestión más lenta también ayuda a mantener la sensación de saciedad durante más tiempo y evita los antojos adicionales de más carbohidratos almidonados o azucarados. Como efecto secundario de una mayor saciedad, no sólo acabará comiendo menos, sino que también comerá muchos menos azúcares, lo que podría ayudar a perder peso.

Cabello y piel más sanos

Por último, en los tiempos que corren, es tan importante mantenerse sano por fuera como por dentro. Se ha demostrado que el vinagre de sidra de manzana tiene muchos beneficios tanto para la piel como para el cabello. En primer lugar, el vinagre de sidra de manzana tiene más potasio que otros tipos de vinagre. Este potasio ayuda a reducir la inflamación de forma tópica, lo que detendrá el dolor y la picazón debido a las picaduras de insectos o la hiedra venenosa. En segundo lugar, como ya se ha dicho, este alimento básico para el hogar equilibra los niveles de pH. Además de los preciosos beneficios, ¡un mejor pH ayuda a mantener tu piel suave, hidratada y sin arrugas! Por último, el vinagre de sidra de manzana trabaja a nivel molecular de su cabello para ayudar a mantenerlo brillante y saludable. Como muchos productos capilares son alcalinos, corren el riesgo de elevar el pH de su cabello, lo que el vinagre de sidra de manzana es perfecto para combatir. Equilibrar los niveles químicos de tu cabello permitirá que crezca más fuerte, para que tu pelo sea más brillante y fácil de manejar.

En general, el vinagre de sidra de manzana tiene muchos beneficios ocultos. Al actuar tanto en el interior como en el exterior de su cuerpo, este sencillo producto doméstico puede ayudarle a llevar una vida más sana y equilibrada.

En los últimos meses, otra moda de las dietas ha arrasado en el mundo de la pérdida de peso. Mucha gente afirma que beber vinagre de sidra de manzana antes de las comidas puede ayudar a poner en marcha su metabolismo para mantener esos kilos de más. Pero, ¿son ciertas estas afirmaciones y qué investigaciones existen para respaldar estas absurdas afirmaciones?

Presuntos beneficios

Las personas que hacen dieta afirman que este vinagre milagroso puede ayudar a eliminar los kilos de más de su cintura. Al estimular la digestión, su cuerpo comienza a digerir los alimentos más rápidamente y a deshacerse del exceso de residuos, como las grasas, antes de que tengan tiempo de absorberse en su cuerpo. Deshacerse del exceso de residuos más rápido significa que menos de la grasa de su comida se está utilizando para la energía, por lo que su cuerpo naturalmente comenzará a utilizar sus reservas de grasa en lugar de compensar la diferencia. Otros han afirmado que este vinagre ayuda a estimular la utilización de las proteínas. La utilización más rápida de las proteínas de los alimentos permite al cuerpo crear más hormona del crecimiento, que es la clave para mantener un alto índice de metabolismo en reposo. Por último, debido a que el vinagre proviene de las manzanas, contiene pectina de manzana, esta pectina se ha demostrado que actúa como un supresor del apetito. Tomar vinagre de sidra de manzana antes de las comidas puede reducir las calorías que se consumen en cada comida. Sin embargo, con todos estos beneficios proclamados para la pérdida de peso, hay más desventajas para saltar a esta moda alimentaria.

Desventajas del vinagre

Cualquier médico o científico con el que hable dirá que la parte más importante de cualquier información médica nueva es que esté respaldada por la investigación médica. Sin embargo, no hay casi ninguna investigación que respalde estas locas afirmaciones. De hecho, la Autoridad

Europea de Seguridad Alimentaria no ha aprobado ninguna de estas afirmaciones. Sin investigación, la mayoría de la gente está siguiendo ciegamente esta nueva tendencia porque se enteraron de ella a través de una fuente desconocida, por lo general amigos o Internet. El uso de vinagre de sidra de manzana para la pérdida de peso no sólo no está respaldado por la investigación, sino que beber esto como una bebida todos los días puede causar problemas de salud.

Alta acidez

Como cualquier vinagre, el vinagre de sidra de manzana tiene una alta acidez. Si bien un poco de ácido en su dieta es correcto para digerir, beber demasiado puede causar muchos problemas de salud. El esmalte de tus dientes, que los mantiene fuertes y sanos, puede erosionarse al beber bebidas ácidas. Además, tu garganta no está hecha para tener ácido constantemente, lo que puede provocar la erosión de tu esófago. Sin embargo, el ácido no es el único problema que causa el consumo de vinagre.

Jugando con los nutrientes de tu cuerpo

Aunque el vinagre de sidra de manzana ayuda a acelerar la digestión, no da al cuerpo el tiempo suficiente para absorber los nutrientes que necesita para sobrevivir. Muchas personas que han empezado esta moda tienen niveles bajos de potasio. Sin el potasio adecuado, tus músculos y nervios no pueden enviar y recibir correctamente las señales mentales que necesitan para funcionar. Además, se ha demostrado que los medicamentos, como los destinados a tratar la diabetes y las enfermedades cardíacas, no se absorben adecuadamente cuando se sigue esta dieta.

Conclusión:

En definitiva, es importante investigar antes de subirse al carro de una nueva dieta. Con tantos problemas potenciales para añadir vinagre de sidra de manzana en sus bebidas diarias, esto puede ser una dieta de la que debe mantenerse alejado.

Vinagre de sidra de manzana: ¿un milagro para perder peso?

En los últimos meses, otra moda de las dietas ha arrasado en el mundo de la pérdida de peso. Mucha gente afirma que beber vinagre de sidra de manzana antes de las comidas puede ayudar a poner en marcha su metabolismo para mantener esos kilos de más. Pero, ¿son ciertas estas afirmaciones y qué investigaciones existen para respaldar estas absurdas afirmaciones?

Presuntos beneficios

Las personas que hacen dieta afirman que este vinagre milagroso puede ayudar a eliminar los kilos de más de su cintura. Al estimular la digestión, su cuerpo comienza a digerir los alimentos más rápidamente y a deshacerse del exceso de residuos, como las grasas, antes de que tengan tiempo de absorberse en su cuerpo. Deshacerse del exceso de residuos más rápido significa que menos de la grasa de su comida se está utilizando para la energía, por lo que su cuerpo naturalmente comenzará a utilizar sus reservas de grasa en lugar de compensar la diferencia. Otros han afirmado que este vinagre ayuda a estimular la utilización de las proteínas. La utilización más rápida de las proteínas de los alimentos permite al cuerpo crear más hormona del crecimiento, que es la clave para mantener un alto índice de metabolismo en reposo. Por último, debido a que el vinagre proviene de las manzanas, contiene pectina de manzana, esta pectina se ha demostrado que actúa como un supresor del apetito. Tomar vinagre de sidra de manzana antes de las comidas puede reducir las calorías que se consumen en cada comida. Sin embargo, con todos estos beneficios proclamados para la pérdida de peso, hay más desventajas para subirse a esta moda alimenticia.

Desventajas del vinagre

Cualquier médico o científico con el que hable dirá que la parte más importante de cualquier información médica nueva es que esté respaldada por la investigación médica. Sin embargo, no hay casi ninguna investigación que respalde estas locas afirmaciones. De hecho, la Autoridad Europea de Seguridad Alimentaria no ha aprobado ninguna de estas afirmaciones. Sin investigación, la mayoría de la gente está siguiendo ciegamente esta nueva tendencia porque se enteraron de ella a través de una fuente desconocida, por lo general amigos o Internet. El uso de vinagre de sidra de manzana para la pérdida de peso no sólo no está respaldado por la investigación, sino que beber esto como una bebida todos los días puede causar problemas de salud.

Alta acidez

Como cualquier vinagre, el vinagre de sidra de manzana tiene una alta acidez. Si bien un poco de ácido en su dieta es correcto para digerir, beber demasiado puede causar muchos problemas de salud. El esmalte de tus dientes, que los mantiene fuertes y sanos, puede erosionarse al beber bebidas ácidas. Además, tu garganta no está hecha para tener ácido constantemente, lo que puede provocar la erosión de tu esófago. Sin embargo, el ácido no es el único problema que causa el consumo de vinagre.

Jugando con los nutrientes de tu cuerpo

Aunque el vinagre de sidra de manzana ayuda a acelerar la digestión, no da al cuerpo el tiempo suficiente para absorber los nutrientes que necesita para sobrevivir. Muchas personas que han empezado esta moda tienen niveles bajos de potasio. Sin el potasio adecuado, tus músculos y nervios no pueden enviar y recibir correctamente las señales mentales que necesitan para funcionar. Además, se ha demostrado que los medicamentos, como los destinados a tratar la diabetes y las enfermedades cardíacas, no se absorben adecuadamente cuando se sigue esta dieta.

Conclusión:

En definitiva, es importante investigar antes de subirse al carro de una nueva dieta. Con tantos problemas potenciales para añadir vinagre de sidra de manzana en sus bebidas diarias, esto puede ser una dieta de la que debe mantenerse alejado.

Ventajas y desventajas del vinagre de sidra de manzana

Se cree que el vinagre de sidra de manzana no sólo puede fomentar la pérdida de peso, sino también aumentar la tolerancia a la glucosa para aquellos con diabetes tipo 2, mejorar la salud del corazón y también puede ser un tratamiento para la caspa. Parece ser considerado como un tipo de refuerzo de la salud, aunque, puede haber algunas desventajas relacionadas con el uso de vinagre de sidra de manzana.

¿Cómo funciona el vinagre de sidra de manzana?

El vinagre de sidra de manzana comienza como zumo de manzana que se fermenta añadiendo levadura que convierte el azúcar de la fruta en alcohol. A continuación, las bacterias convierten el alcohol en ácido acético, que es el ingrediente que ofrece los diversos beneficios para la salud, como elevar los niveles de azúcar en sangre después de las comidas, lo que podría ayudar a fomentar la pérdida de peso cuando se sigue una dieta baja en calorías.

Según las investigaciones, se recomienda utilizar el vinagre de sidra de manzana tomando una cucharadita antes de las comidas. También se puede utilizar añadiéndolo a las comidas o bebidas, lo que puede ayudar a evitar su sabor amargo. Este refuerzo de la salud puede ser utilizado en los planes de dieta de desintoxicación para mejorar la salud y aumentar la pérdida de peso.

Formas disponibles de VINAGRE DE SIDRA DE MANZANA para elegir

Como resultado de su creciente popularidad, el vinagre de sidra de manzana no sólo está disponible en forma líquida. Más recientemente, también está disponible en una variedad de diferentes productos para la salud e incluso en forma de píldora que haría el uso mucho más conveniente.

Independientemente de la conveniencia de usar píldoras en lugar del líquido de sabor amargo, parece que el consumo del líquido sería una opción mucho mejor cuando se comparan los dos. La investigación muestra que se han realizado algunos estudios para comparar el líquido de vinagre de sidra de manzana con las píldoras y parece que el líquido contiene entre 5 y 6 por ciento de ácido acético, mientras que las píldoras contienen entre 0,4 y 30 por ciento de ácido acético. Esto es preocupante porque las píldoras oscilarían entonces entre niveles inadecuados e ineficaces de ácido acético y niveles preocupantes y potencialmente peligrosos.

Las preocupaciones a considerar cuando se utiliza el vinagre de sidra de manzana

A pesar de que parece una ayuda natural para la pérdida de peso y un fantástico refuerzo de la salud, también hay algunas preocupaciones con respecto al uso del vinagre de sidra de manzana según la investigación. Algunas evidencias sugieren que debe utilizar el vinagre de sidra de manzana con precaución debido a sus altos niveles de acidez que posiblemente podría causar algún daño para su garganta, dientes y estómago. Es un poco preocupante que los productos domésticos que contienen más de un 20% de ácido acético se consideren venenosos, ya que esta regla no se aplica de alguna manera a los suplementos dietéticos y a los alimentos.

El uso de vinagre de sidra de manzana puede hacer que sus niveles de potasio disminuyan, lo que afectará negativamente al funcionamiento de sus músculos y nervios, lo cual es bastante preocupante. Además, puede mejorar los niveles de insulina para aquellos con diabetes tipo 2, puede empeorar los niveles de insulina para aquellos con diabetes tipo 1.

El resultado final

El vinagre de sidra de manzana parece aportar los beneficios para la salud de impulsar la pérdida de peso y mejorar la tolerancia a la glucosa en las personas que sufren de diabetes, sin embargo, no hay mucha evidencia para apoyar que realmente funciona. Parece fácil incorporar el uso del vinagre de sidra de manzana en la dieta y hay muchos métodos sugeridos disponibles en línea, incluso puede añadirse a las comidas o mezclarse con las bebidas. También está disponible en otras formas, como en forma de píldora que podría ser más conveniente de usar, aunque, la forma líquida es mucho más apropiada si se tiene en cuenta que los estudios muestran que las píldoras de vinagre de sidra de manzana contienen desde niveles ineficaces hasta niveles potencialmente peligrosos de ácido acético.

Si opta por utilizar el vinagre de sidra de manzana para perder peso, como desintoxicación o para mejorar la tolerancia a la glucosa, lo mejor es que consulte a su médico antes de utilizarlo para establecer adecuadamente la seguridad y las preocupaciones para sus requisitos dietéticos individuales y asegurarse de que no le causará ningún problema de salud.

Un poco de algo sobre mí...

Siempre he soñado con tener una figura fabulosa, como la de mis famosas favoritas. Ellas tienen curvas en todos los lugares correctos, y vaya que se ven increíbles en todo lo que se ponen.

Puede sonar ridículo, pero soy alguien que puede ganar peso, ¡incluso si respiro! Sí, tengo una gran tendencia a coger kilos de más, y precisamente por eso intento hacer todo lo posible para mantener mi peso a raya. Porque perder peso supone un gran esfuerzo (¡uf!).

El mes pasado, tuve una larga charla con mi miel, que me pidió que probara el vinagre de sidra de manzana por sus diversos beneficios para la salud, incluida la pérdida de peso. No estaba muy segura de si debía hacerlo, pero decidí seguir adelante con el plan. Al fin y al cabo, ¡no hay nada malo en intentarlo!

Así que, junto con una dieta sana y una intensa rutina de ejercicios, el vinagre de sidra de manzana pasó a formar parte de mi vida. Lo consumí con dedicación todos los días durante un mes, y creo que es una de mis mejores decisiones. Además de ayudarme a perder peso, hizo mucho más.

¿Emocionado por saberlo? ¡Sigue leyendo!

El vinagre de sidra de manzana es un superalimento que no sólo reduce los niveles de azúcar en la sangre, sino que también puede prevenir enfermedades cardiovasculares.

Apuesta por el vinagre de sidra de manzana con "la madre"

Antes de subirme al carro del vinagre de sidra de manzana, decidí investigar bien antes de comprar la variante adecuada. Hay un millón de variedades en Internet, así que hay que saber qué elegir. Varios blogs y sitios web de salud recomendaron elegir el vinagre de sidra de manzana "con la madre", ¡y eso es exactamente lo que compré!

¿Pero qué es exactamente? Significa que el cultivo original de bacterias que se utilizó para hacer el vinagre no se filtró durante el proceso de fabricación. En pocas palabras, los nutrientes y las bacterias no se destilaron después de que el vinagre estuviera listo. ¿Y cómo se identifica? Se ven partículas de color marrón depositadas en el fondo de la botella.

Se dice que esta variante del vinagre de sidra de manzana ayuda a perder peso, a la salud del corazón y a controlar el colesterol y los niveles de azúcar en sangre.

Mi ritual de 30 días de vinagre de sidra de manzana

Después de consultarlo con mi médico, decidí empezar esta práctica. El primer día, decidí hacer una limpieza de un día. En un litro de agua, añadí dos cucharaditas de vinagre de sidra de manzana, y seguí bebiéndolo cada pocas horas. Puede que no te guste el sabor al principio, pero acabarás acostumbrándote.

El primer día no estuvo mal, aunque seguí corriendo al baño de vez en cuando.

Al día siguiente, comencé mis mañanas con una cucharadita de vinagre de sidra de manzana y media cucharadita de miel, con una taza de agua tibia. Seguí esta práctica todos los días durante un mes, y esto es lo que observé:

¿Sabes que un baño de vinagre de sidra de manzana es la respuesta a la mayoría de los problemas de la piel? Antes me sentía hinchada todo el tiempo, pero después de probar el VINAGRE DE SIDRA DE MANZANA, me sentí mucho más ligera y activa.

¡Mi piel mejoró y de qué manera! Como tengo la piel grasa, siempre estoy en riesgo de sufrir brotes, pero durante todo este mes, ¡mi cara estaba visiblemente limpia!

Sentí una gran diferencia en mi digestión, y mi apetito se redujo. Siento que mis punzadas de hambre ahora se pueden controlar fácilmente.

Mis niveles de colesterol son estables, a pesar de que comí comida basura en el medio (más de una vez).

Aunque mi peso no se ha reducido drásticamente, ¡me siento mucho más ligera y saludable!

Así que, señoras y señores, el vinagre de sidra de manzana está realmente a la altura de su fama. Conseguí mi figura soñada y hoy estoy mucho más saludable. ¡Un paso más cerca de mi objetivo, diría yo!

Resumen/Conclusión

¿QUÉ ES EL VINAGRE DE SIDRA DE MANZANA?
¿Se ha parado alguna vez a preguntarse de qué está hecho el vinagre? Muchas personas se sorprenden al saber que el vinagre se produce mediante la fermentación del alcohol etanol que se encuentra en productos como la cerveza, el champán, la sidra, etc. Durante el proceso de fermentación, los cultivos de bacterias descomponen el etanol en subproductos que incluyen ácido acético, vitaminas y minerales.

Hay muchos tipos de vinagre, como el vinagre balsámico, el vinagre de arroz, el vinagre blanco, el vinagre de vino tinto, el vinagre de malta, el vinagre de caña y, nuestro favorito, el vinagre de sidra de manzana. Cada uno de estos vinagres se crea añadiendo ingredientes originales que crean cualidades y perfiles de sabor únicos.

El vinagre de sidra de manzana casero se elabora sumergiendo manzanas trituradas y restos de manzana en una solución de azúcar de caña. Así comienza el proceso de fermentación, que tarda entre 3 y 6 semanas en completarse. Aquí encontrará más información sobre cómo hacer su propio VINAGRE DE SIDRA DE MANZANA.

¿PARA QUÉ SE UTILIZA EL VINAGRE DE SIDRA DE MANZANA?

Si pensabas que el vinagre de sidra de manzana era sólo una adición picante a un puñado de recetas, piénsalo de nuevo. Este producto milagroso tiene una amplia gama de usos que le harán recurrir a él regularmente.

Tenga su VINAGRE DE SIDRA DE MANZANA a mano para los siguientes fines:

Limpieza

El vinagre de sidra de manzana se utiliza a menudo como una alternativa natural a los productos de limpieza dañinos. Utilice el VINAGRE DE SIDRA DE MANZANA en la casa de las siguientes maneras:

-Para eliminar los olores: Mezcle VINAGRE DE SIDRA DE MANZANA con agua para crear un spray desodorante.

-Para limpiar superficies: Mezcle 1 parte de VINAGRE DE SIDRA DE MANZANA con 2 partes de agua como alternativa a los limpiadores dañinos.

-Para atrapar las moscas de la fruta: Poner VINAGRE DE SIDRA DE MANZANA y jabón para platos en un recipiente abierto.

-Para matar las malas hierbas: Mezclar VINAGRE DE SIDRA DE MANZANA, limón y jabón y rociar sobre las zonas afectadas.

-Para limpiar el cepillo de dientes: Mezclar VINAGRE DE SIDRA DE MANZANA, bicarbonato de sodio y agua y remojar el cepillo de dientes durante media hora, enjuagar.

-Para lavar los platos: Aclarar la vajilla en VINAGRE DE SIDRA DE MANZANA o añadirla al lavavajillas.

Autocuidado e higiene

El vinagre de sidra de manzana se utiliza a menudo como remedio natural para las dolencias y puede integrarse en muchos rituales de autocuidado. Pruebe a utilizar el VINAGRE DE SIDRA DE MANZANA para lo siguiente:

-Para calmar el dolor de garganta: Mezcle VINAGRE DE SIDRA DE MANZANA con agua y haga gárgaras para eliminar las bacterias dañinas.

-Para reducir los signos de envejecimiento: Mezclar 1 parte de VINAGRE DE SIDRA DE MANZANA con 2 partes de agua para crear un tónico.

-Para remediar las afecciones de la piel: Añada 1 ó 2 tazas de VINAGRE DE SIDRA DE MANZANA a un baño caliente.

-Para promover la salud del cabello: Mezcle partes iguales de VINAGRE DE SIDRA DE MANZANA y agua y déjelo en el cabello durante 5 minutos.

-Para tratar la caspa: Masajear el cuero cabelludo con partes iguales de VINAGRE DE SIDRA DE MANZANA y agua, aclarar.

-Para blanquear los dientes: Frote VINAGRE DE SIDRA DE MANZANA en los dientes con un hisopo de algodón, enjuague.

-Para tratar el acné: Mezclar VINAGRE DE SIDRA DE MANZANA y agua y aplicar una pequeña cantidad en las zonas afectadas.

-Para tratar las verrugas: Aplicar VINAGRE DE SIDRA DE MANZANA en las zonas afectadas. (Se advierte que este tratamiento es doloroso).

-Para prevenir el olor corporal: Mezclar VINAGRE DE SIDRA DE MANZANA con agua y pasarlo por las axilas.

Para cocinar

El vinagre de sidra de manzana puede utilizarse en la cocina de muchas maneras. Además de ser un delicioso complemento para las recetas de sopas y salsas, el VINAGRE DE SIDRA DE MANZANA puede utilizarse para lo siguiente:

-Para limpiar frutas y verduras: Lavar en VINAGRE DE SIDRA DE MANZANA para matar las bacterias.

-Para conservar los alimentos: Utilizar el VINAGRE DE SIDRA DE MANZANA como agente de encurtido.

-Para hacer aderezos para ensaladas: Mezclar VINAGRE DE SIDRA DE MANZANA con aceite, mostaza y otros ingredientes.

-Para hacer huevos cocidos o escalfados: Añada VINAGRE DE SIDRA DE MANZANA al agua para aumentar su acidez.

-Para marinar carne: Combine el VINAGRE DE SIDRA DE MANZANA con otros ingredientes como el ajo, el vino y las especias.

-Para sustituir el huevo: Añada VINAGRE DE SIDRA DE MANZANA a las recetas de repostería vegana.

¿CUÁLES SON LOS BENEFICIOS PARA LA SALUD DEL VINAGRE DE SIDRA DE MANZANA?

Como si no fuera suficiente con ser una herramienta útil en la cocina, la limpieza y el autocuidado, el vinagre de sidra de manzana ofrece muchos beneficios para la salud cuando se consume, especialmente cuando está sin filtrar o "crudo". El vinagre de sidra de manzana crudo contiene proteínas adicionales, enzimas y bacterias beneficiosas que aumentan sus beneficios para la salud.

Estos son algunos de los beneficios comprobados del vinagre de sidra de manzana para la salud:

-Reduce el azúcar en sangre y mejora la función de la insulina, por lo que es muy útil para los diabéticos o prediabéticos.

-Ayuda a la pérdida de peso y reduce la grasa del vientre. El consumo de VINAGRE DE SIDRA DE MANZANA con alimentos ricos en carbohidratos aumenta la sensación de saciedad, lo que resulta en un menor consumo.

-Mejora la salud del corazón. El VINAGRE DE SIDRA DE MANZANA disminuye el colesterol y la presión arterial, lo que reduce el riesgo de enfermedades del corazón.

-Protege contra el cáncer. Según algunos estudios, el VINAGRE DE SIDRA DE MANZANA puede matar las células cancerosas y reducir los tumores.

Además de estos beneficios para la salud, algunos expertos creen que el consumo de pequeñas cantidades de vinagre de sidra de manzana puede ayudar a la digestión. Debido a su acidez, el VINAGRE DE SIDRA DE MANZANA ayuda a descomponer las proteínas y combate las bacterias dañinas en el estómago. Debido a esto, el Vinagre de Sidra de Manzana Orgánico Bragg se ha ganado un lugar importante en nuestras recetas de elixir de caldo de huesos y es un ingrediente básico en el Programa de reinicio de Limpieza Orgánica.

Usted puede encontrar el Vinagre de Sidra de Manzana Braggs en los siguientes productos:

-Elixir de caldo mineral vegano

-Elixir de Caldo de Hueso de Pollo

-Elixir de Caldo de Hueso de Carne

-Elixir de caldo de huesos de bisonte

-Elixir de caldo de huesos de pavo

CÓMO INTEGRAR EL VINAGRE DE SIDRA DE MANZANA EN SU DIETA

Además de consumir alimentos que contienen vinagre de sidra de manzana, muchas personas optan por tomar dosis de vinagre de sidra de manzana puro. Para introducir esta práctica en su régimen de bienestar, utilice los siguientes consejos:

-Empiece con pequeñas cantidades y vaya aumentando hasta tomar 2 cucharadas al día con las comidas.

-Proteja sus dientes diluyendo el VINAGRE DE SIDRA DE MANZANA con agua y consumiéndolo con una pajita.

-Enjuáguese la boca después de consumirlo.